Low Carb für Berufstätige: 200 schnelle Low Carb Büro Rezepte

Abnehmen während der Mittagspause

Von Elena Smith

Inhaltsverzeichnis

Low Carb Müsli-Riegel

Zutaten für 10 Riegel:

200 g Kokosraspeln

100 g Sonnenblumenkerne

50 g Mandelmehl

50 g Walnüsse

50 g gehackte Mandeln

4 Eiklar

Zubereitung:

1. Heizen Sie Ihren Backofen auf 130 Grad vor.
2. Geben Sie zunächst alle Zutaten, außer die Eiklar, in eine Schüssel und vermengen Sie alles miteinander.
3. Nun trennen Sie die Eiklar und geben diese zu den vermengten Zutaten hinzu und rühren alles gut durch.
4. Nun für ca. 1 Stunden in den Backofengeben und goldbraun backen lassen.

Nährwerte für 1 Riegel:257kcal | 4 g KH | 23 g Fett | 7 g EW

Ricotta mit Himbeeren

Zutaten für 2 Portionen:

160 ml Ricotta Käse Milch

120 g frische Himbeeren

Low Carb Süßstoff, wie etwa Xucker etc.

Zubereitung:

1. Die Ricotta Milch in einer Schüssel schütten und dazu den Xucker etc geben.
2. Nun rühren Sie alles gut durch.
3. Geben Sie das Gemisch in eine Schüssel und toppen Sie es mit den Himbeeren.

Nährwerte pro Portion:158kcal | 10,4g F | 4g KH | 10g EW

Rührei mit Mangold Rezept

Zutaten für2 Portionen:

1 TL Olivenöl

2 Eier

1 rote Paprika

30 g Cheddar (oder Gouda)

4 EL fettarme Milch

250 g Mangold

1 rote Zwiebel

Jodsalz

schwarzer Pfeffer aus der Mühle

nach Belieben frischer Thymian

Zubereitung:

1. Schälen Sie bitte zuerst die Zwiebel und schneiden Sie diese in Ringe. Waschen Sie die Paprika und den Mangold gründlich und schneiden Sie beide Zutaten in kleine Stücke. Fügen Sie jetzt bitte die Eier, Salz, Pfeffer, Milch und Thymianblättchen hinzu und verquirlen alles gut.
2. Erhitzen Sie Öl in einer beschichteten Pfanne um die Zwiebeln, Paprika und Mangold darin andünsten. Danach können Sie die verquirlten Eier darüber gießen.
3. Reiben Sie nun den Cheddar bitte fein und streuen ihn darüber.
4. Lassen Sie das Rührei bei schwacher Hitze zugedeckt etwa 3 Minuten stocken. Richten Sie das Rührei auf zwei Tellern an.

Nährwerte pro Portion:200 kcal |10 g KH | 12 g F | 12 g EW

Spiegelei mit grünem Spargel

Zutaten für 2 Personen:

200 g grüner Spargel

2 Eier

frische Kresse

2 TL Butter

Muskat

Salz und Pfeffer (Mühle)

Zubereitung:

1. Bitte schälen Sie den grünen Spargel bei Bedarf und schneiden Sie von jedem Ende 2 - 3 cm ab.
2. Binden Sie nun in zwei gleichmäßige Bündel mit Küchengarn zusammen.
3. Bringen Sie etwas Wasser zu Kochen. Die Wassermenge sollte grade so viel sein, dass der Spargel gerade mit Wasser umgeben ist.
4. Geben Sie Salz, etwas Zucker und Butter dazu und Sie den Spargel für ca.8 - 10 Minuten kochen.
5. Geben Sie 1 TL Öl in eine Pfanne und braten darin zwei Spiegeleier an. Heben Sie nun bitte den Spargel mit einer Schaumkelle aus dem Wasser und richten Diesen auf den Tellern an. Geben Sie die Spiegeleier dazu und würzen alles mit Muskat, Salz, Pfeffer und frisch geschnittener Kresse.

Nährwerte pro Portion:151 kcal | 2 g KH | 12 g F | 2 g EW

Afrikanische Zitronen-Joghurt-Suppe

Zutaten für 2 Portionen

250 Gramm Zwiebeln

2 dünne Zucchini (300 g)

2 Knoblauchzehen

1 EL Olivenöl

600 Milliliter klare Hühnerbouillon

2 Safranfäden (oder 1-2 Prisen Kurkuma)

150 Gramm Kichererbsen (Dose)

200 Gramm Naturjoghurt (1,5 % Fett)

1 Zitrone

1 Bio–Ei (Größe M)

5 Minzestängel

1 TL gemahlener Kumin

Salz

Zubereitung

1. Schneiden Sie zuerst die Zwiebeln in feine Ringe und die Zucchini in 1 cm dicke Scheiben. Den Knoblauch hacken Sie fein.
2. Jetzt dünsten Sie die Zwiebelringe, Knoblauch und Kumin in Olivenöl an. Etwas salzen und nun geben Sie Hühnerbouillon, Safran, abgetropfte Kichererbsen und Zucchini dazu. Lassen Sie die Suppe aufkochen und bei kleiner Hitze 10 Minuten zugedeckt garen. Verrühren Sie den Joghurt, mit dem Zitronensaft und dem Ei.
3. Nehmen Sie die Suppe von der Kochstelle und rühren Sie langsam die Joghurtmischung unter. Die Suppe schmecken Sie mit Gewürzen ab und bestreuen sie mit reichlich Minzblätter.

Nährwerte pro Portion:355 kcal | 36 g KH | 14 g F | 20 g EW

Ananas Low Carb Hamburger

Zutaten für 2 Portionen:

½ mittelgroße Ananas

½ mittelgroße rote Zwiebel

½ Zwiebel mittlerer Größe

300 g Rinderhackfleisch

1/4 TL Chilipulver

1 EL Kokosöl

Salz

Pfeffer

Zubereitung:

Schälen Sie die Ananas und schneiden Sie diese in vier Scheiben und entfernen diese jeweils vom Strunk in der Mitte.

Schälen Sie jetzt die rote Zwiebel und schneiden Sie sie in große Ringe.

Die kleine Zwiebel schälen Sie, diese scheiden Sie in kleine Würfel und verkneten Sie die Zwiebeln zusammen mit dem Hackfleisch, dem Chilipulver sowie Salz und Pfeffer zu einer Masse. Formen Sie anschließend aus der Fleischmasse vier Burger.

Erhitzen Sie in zwei Pfannen je 1 EL Kokosöl auf mittlerer Stufe und braten Sie die Burger, die Ananas und die Zwiebelringe auf die Pfannen verteilen leicht braun an.

Nach einigen Minuten bitte alles wenden.

Braten Sie die Burger bei mittlerer Hitze solange bis diese durch sind.

Sie können das am einfachsten testen, indem Sie mit dem Pfannenwender leicht draufdrücken. Tritt dann kein Fleischsaft mehr aus, ist das Fleisch gar.

Zum Servieren richten Sie die Hamburger wie folgt auf vorgewärmten Tellern an: Zuerst eine Scheibe Ananas, dann einen Burger, eine Schicht Zwiebelring und zum Abschluss die zweite Ananasscheibe aufsetzen.

Nährwerte pro Portion:517 kcal |34 g KH| 28 g Fett | 33 g EW

Asiatisches Steinbeißerfilet

Zutaten für 2 Portionen:

2 Möhren

1 gelbe Paprikaschote

50 g Zuckerschoten

200 g Spitzkohl

1 mittelgroße Zwiebel

1 Stück Ingwerwurzel (ca. 20 g)

1 rote Chilischote

½ Limetten

1 TL Sesamöl

1 EL Mirin (oder trockener Sherry)

1 EL Sojasauce

1 TL Honig

2 Steinbeißerfilets (à ca. 160 g)

2 EL ungeschälter Sesam

2 EL Öl

Salz

Zubereitung:

1. Putzen Sie zuerst die Möhren, Paprika, Zuckerschoten, Spitzkohl und Zwiebel, wenn notwendig schälen Sie es. Danach schneiden Sie alles in sehr feine Streifen.
2. Den Ingwer schälen Sie und schneiden diesen ebenfalls in sehr feine Scheiben.
3. Jetzt waschen Sie die Chilischote und diese halbieren Sie oder schneiden sie auch in Scheiben und entfernen je nach Bedarf die Kerne.
4. Pressen Sie nun die Limette aus und verquirlen Sie davon 1 EL mit Sesamöl, Mirin, Sojasauce und Honig mit ca. 2 EL Wasser zu einer Sauce und stellen diese bei Seite.
5. Spülen Sie bitte jetzt die Fischfilets ab, tupfen dieses trocken und salzen es leicht.
6. Bestreuen Sie jeweils eine Seite mit Sesam und drücken Sie die Körner etwas an.
7. Erhitzen Sie die Hälfte des Öls in einer beschichteten Pfanne, braten Sie die Filets darin auf der mit Sesam bestreuten Seite 1-2 Minuten an, vorsichtig wenden und weitere 1-2 Minuten braten.
8. Nehmen Sie diese nun herausnehmen und stellen Sie die Filets auf einem Teller bei Seite.
9. Wischen Sie die Pfanne mit Küchenpapier aus, geben Sie das restliche Öl hinein und braten Sie das Gemüse, Chili und Ingwer darin bei sehr starker Hitze unter Wenden 2 Minuten an.
10. Legen Sie jetzt den Fisch mit der sesambestreuten Seite nach oben auf das Gemüse und gießen Sie
11. 3 EL Wasser dazu.
12. Lassen Sie alle Zutaten bei mittlerer Hitze weiteren 4-5 Minuten zugedeckt dünsten, gegebenenfalls geben Sie noch etwas Wasser dazu.
13. Richten Sich das Gemüse und den Fisch auf den Tellern an und träufeln Sie die Sesam-Limetten-Vinaigrette darüber.

Nährwerte pro Portion:374 kcal |17 g KH| 15 g Fett | 40 g EW

Avocado-Gurken-Suppe

Zutaten für 2 Portionen:

1 Avocado

1 Salatgurke

2 Frühlingszwiebeln

1 Limette

150 g Joghurt

300 ml klassische Gemüsebrühe

2 EL vegetarischer Kaviar

1 Bund Schnittlauch

Salz

Pfeffer

Zubereitung:

1. Als erstes halbieren Sie die Avocado, entfernen den Stein und lösen das Fruchtfleisch aus der Schale.
2. Schälen Sie im nächsten Schritt eine Gurke, halbieren Sie diese längs und schaben Sie die Kerne mit einem Löffel heraus.
3. Die Frühlingszwiebeln waschen und putzen Sie bitte.
4. Schneiden Sie nun die Zwiebeln, Gurke und die Avocado grob klein und pressen Sie eine Limette aus.
5. Jetzt pürieren Sie die Zwiebel-, Gurken- und Avocadostücke mit Joghurt, Gemüsebrühe, 2 EL Limettensaft, Salz und Pfeffer fein und stellen es für mindestens 1 Stunde kalt.
6. Währenddessen waschen Sie den Schnittlauch, trocken schütteln und diesen in feine Röllchen schneiden.
7. Die Suppe füllen Sie nun in vorgekühlte Tassen oder Gläser, legen auf jede Suppe 1 EL Kaviar und bestreuen diese noch vor dem Servieren mit den Schnittlauchröllchen.

Nährwerte pro Portion:202 kcal |7 g KH| 16 g Fett | 6 g EW

Avocadosalat mit Hähnchen

Zutaten für 2 Portionen:

2 Hähnchenbrustfilets

3 EL Öl

150 g Vollmilchjoghurt

3-4 EL Zitronensaft

1/2-1 TL unbehandelte Zitronenschale

2 Römersalatherzen

2 mittelgroße Möhren

1 Avocado (ca. 150 g)

Xucker

edelsüßes Paprikapulver

Salz & Pfeffer

Zubereitung:

1. Würzen Sie die Hähnchenbrustfilets mit Salz, Pfeffer und edelsüßem Paprikapulver.
2. In einer Pfanne erhitzen Sie das Öl und braten Sie die Filets bei schwacher bis mittlerer Hitze von beiden Seiten je 7-8 Min. an.
3. Nehmen Sie diese anschließend aus der Pfanne und schneiden Sie die Filets in dünne Scheiben.
4. Inzwischen rühren Sie den Vollmilchjoghurt mit 2 EL Zitronensaft und der unbehandelten Zitronenschale glatt und würzen Sie dieses mit Salz, Pfeffer und etwas Xucker.
5. Nun putzen Sie bitte die Römersalatherzen, waschen und schneiden Sie diese in Stücke. Schälen Sie anschließend die Möhren. Diese halbieren Sie der Länge nach und schneiden diese schräg in dünne Scheiben.
6. Die Avocado bitte ebenfalls schälen, halbieren. Entfernen Sie den Stein der Avocado und schneiden Sie das Fruchtfleisch in feine Streifen.
7. Beträufeln Sie diese sofort mit 2 EL Zitronensaft.
8. Richten Sie jetzt die Möhren, Römersalat, Hähnchen und Avocado auf 2 Tellern an und beträufeln Sie alles mit dem Zitronenjoghurt beträufeln.

Nährwerte pro Portion:475 kcal |11 g KH| 29 g Fett | 40 g EW

Avocado-Suppe

Zutaten für 2 Portionen:

1 mittelgroße Zwiebel

1 EL Olivenöl

1 mittelgroße Avocado

400 ml Gemüsebrühe

1 Schuss Zitronensaft

Salz

Pfeffer

Zubereitung:

1. Ziehen Sie die Zwiebel ab halbieren und würfeln Sie diese fein.
2. Danach erhitzen Sie bitte das Olivenöl in einem Topf und dünsten darin die Zwiebelwürfel glasig an.
3. Halbieren Sie nun die Avocado, entfernen den Stein und lösen das Fruchtfleisch heraus.
4. Schneiden Sie als nächstes das Fruchtfleisch in grobe Stücke und geben Sie diese mit der Gemüsebrühe in den Topf zu den Zwiebelwürfeln.
5. Nun mit Salz und Pfeffer würzen. Anschließen lassen Sie die Suppe kurz aufkochen und dann 15 min köcheln.
6. Anschließend pürieren Sie die Suppe mit dem Pürierstab und geben bei Bedarf noch Gemüsebrühe zu.
7. Schmecken Sie es als letztes mit Zitronensaft ab.

Nährwerte pro Portion:326 kcal |4 g KH| 34 g Fett | 4 g EW

Bärlauchcremesuppe

Zutaten für 2 Portionen:

75 g Bärlauch

250 ml Gemüsebrühe

75 ml Crème fraîche

½ Schalotte

½ EL Olivenöl

½ Bund Schnittlauch

Salz & Pfeffer

Zubereitung:

1. Im ersten Schritt waschen Sie bitte den Bärlauch, schütteln diesen trocken und schneiden ihn in feine dünne Streifen.
2. Die Schalotte schälen Sie und würfeln diese fein.
3. Als nächstes hacken Sie den Schnittlauch fein.
4. Erhitzen Sie im nächsten Schritt Öl in einem Topf, dünsten Sie die Schalotte darin glasig an, geben Sie den Bärlauch und die Brühe dazu und lassen Sie das Ganze für 10 Minuten köcheln.
5. Nun pürieren Sie alles mit einem Pürierestab fein, rühren die Crème fraîche ein, lassen alles noch mal kurz aufkochen und schmecken es mit Salz und Pfeffer ab.
6. Als letztes pürieren Sie alles noch mal und rühren anschließen den Schnittlauch unter.

Nährwerte pro Portion:137 kcal |2 g KH| 11 g Fett | 2 g EW

Bauerntopf

Zutaten für 2 Portionen:

600 g Steckrübe in mundgerechte Stücke geschnitten (alternativ Butternut-Kürbis oder Kohlrabi)

250 g Rinderhackfleisch

75 g Schinkenspeck gewürfelt (ohne Speckrand)

1 große Zwiebeln gehackt

125 ml Sahne (oder Sahne und Milch gemischt)

1 EL mittelscharfer Senf

2 Saure Gurken in Würfel geschnitten

Thymian und Majoran getrocknet, Salz und Pfeffer

Butter und Olivenöl

Zubereitung:

1. Braten Sie das Hackfleisch, die Zwiebel und den Schinkenspeck in etwas Olivenöl an, würzen Sie es kräftig mit den Gewürzen und mit Salz und Pfeffer und nehmen es danach wieder von der Herdplatte.
2. In einem anderen größeren Topf braten Sie die Steckrübenstücke in Butter mit etwas Olivenöl an und würzen diese auch kräftig mit Salz und Pfeffer.
3. Legen Sie den Deckel drauf und lassen Sie es unter gelegentlichem Rühren einige Minuten gar braten.
4. Mischen Sie währenddessen die Sahne und den Senf in einem Mixbecher ordentlich durch.
5. Am besten Sie verrühren es so, dass es schön cremig wird.
6. Die Hackfleischmischung geben Sie nun zu den Steckrübenstücken und vermengen alles gut.

7. Jetzt geben Sie noch die Senfsahne und die Gurkenstücke dazu und vermischen alles.
8. Zum Schluss schmecken Sie es nach Bedarf noch mal mit Salz und Pfeffer ab.

Nährwerte pro Portion:535 kcal | 14,45 g KH | 35,07 g F | 41 g EW

Bohnensalat auf Kräuterforelle

Zutaten für 2 Portionen:

2 küchenfertige Forellen

200 g Bohnen, tiefgefroren

150 g Staudensellerie

1 rote Zwiebeln

100 g Kirschtomaten

1 EL Weißweinessig

3 EL Öl

75 g Kräuterbutter

1/2 Bund Kerbel

1 Hand voll Basilikum

2 Alugrillschalen

Salz & Pfeffer

Zubereitung:

1. Geben Sie zuerst die Bohnen in kochendes Wasser und lassen Sie diese bei schwacher Hitze etwa 10 Minuten garen.
2. Gießen Sie die Bohnen nun ab, abschrecken und lassen Sie diese gut abtropfen.
3. Drücken Sie anschließend die Bohnenkerne aus der dicken Haut.
4. Nun putzen Sie die Sellerie und schneiden Sie diese in dünne Scheiben.
5. Die Zwiebeln schälen Sie bitte, diese schneiden Sie in Ringe und die Tomaten halbieren Sie.
6. Verquirlen Sie den Essig mit Salz, Pfeffer und Zucker und schlagen Sie 2/3 des Öls in dünnem Strahl unter. Mischen Sie nun alle Salatzutaten mit der Vinaigrette.
7. Anschließend waschen Sie die Fische und tupfen Sie diese trocken.

8. Schneiden Sie nun die Kräuterbutter in dünne Scheiben.
9. Waschen Sie den Kerbel, ebenfalls trocken tupfen und stellen Sie etwas zum Garnieren bei Seite. Füllen Sie jetzt die Forellen mit je 3 Butterscheiben und Kerbel.
10. Bestreichen Sie die Grillkörbe oder Aluschalen mit dem restlichen Öl und legen Sie die Fische hinein. Grillen Sie diese auf dem heißen Grill unter wenden 12 bis 15 Minuten unter Wenden (in der Grillschale nur einmal nach der Hälfte der Grillzeit wenden).
11. Währenddessen schmecken Sie den Salat ab servieren Sie ihn zu den Forellen.
12. Garnieren Sie alles mit Basilikum und Kerbel und reichen Sie die restlichen Butterscheiben dazu.

Nährwerte pro Portion:550 kcal | 14 g KH | 37 g F | 38 g EW

Bunter Low Carb Salat

Zutaten für 6 Portionen:

Für den Salat:

1 kleiner Kopf Rotkohl

1 kleiner Kopf Römersalat

2 mittlere Karotten

Für das Dressing:

4 EL Zitronen Saft

6 EL Jogurt

2 Zehen Knoblauch

1 TL Sesampaste

Zubereitung:

Salat:

1. Waschen Sie den Kohl, Römersalat mit frischem Wasser ab.
2. Schälen Sie die Karotte und schneiden Sie diese in dünne Streifen.
3. Schneiden Sie den Kohl und den Römersalat in dünne Streifen.

Dressing:

1. Mixen Sie den Zitronensaft mit dem Jogurt in einer Schüssel. Zerdrücken Sie den Knoblauch und geben Sie diesen zum Jogurt. Nun rühren Sie das Öl ein. Geben Sie die Sesampaste hinzu und geben Sie den Kümmel hinzu. Salzen und pfeffern und zum Salat mischen.

Nährwerte pro Portion:131kcal | 8,4 g Fett | 13g KH | 4 g EW

Bunter Putenbrustsalat

Zutaten für 2 Portionen:

½ Kopf Salat (z.B. Eichblattsalat)

½ Bund Radieschen

4 mittelgroße Cocktailtomaten

5 Halme Schnittlauch

2 Zweige Petersilie

½ Paprika

2 Stücke Putenbrustfilets

1 EL Öl

Salz

Pfeffer

Zutaten für das Dressing:

2 TL Weißer Balsamico

6 TL Gemüsefond

Etwas Stevia oder Xucker zum süßen

1 TL Dijon-Senf

Salz

Pfeffer

Zubereitung:

1. Zuerst putzen Sie den Salat und schneiden diesen klein. Nun gründlich waschen und gut trocknen.
2. Die Paprika und die Radieschen putzen, waschen und trocknen. Anschließend schneiden Sie diese in Scheiben.
3. Die Cocktailtomaten waschen Sie ebenfalls. Im nächsten Schritt trocknen Sie die Tomaten kurz ab und vierteln diese.
4. Hacken Sie bitte anschließend den Schnittlauch und die Petersilie.
5. Als nächstes erhitzen Sie Öl in einer Pfanne.
6. Waschen und trocknen Sie in der Zwischenzeit die Putenbrustfilets. Geben Sie diesen in die Pfanne und würzen Sie die Filets mit Salz und Pfeffer. Von beiden Seiten kurz und kräftig anbraten.
7. Nehmen Sie diese bitte aus der Pfanne und stellen Sie sie warm.
8. Für das Dressing geben Sie nun alle Zutaten in eine Schüssel und rühren diese gut durch.
9. Das Gemüse richten Sie auf Tellern an, streuen die Kräuter darauf und geben das Dressing darüber.
10. Die Putenbrustfilets schneiden Sie noch in Streifen, legen diese auf den Salat und servieren es sofort.

Nährwerte pro Portion:216 kcal |10 g KH| 6 g Fett | 33 g EW

Burger mit Kräuterremoulade

Zutaten für 2 Portionen:

350 g Rinderhack (grob)

1 TL gehackte Rosmarinnadeln

1 TL gehackte Thymianblättchen

1,5 EL Öl

2 EL Salatmayonnaise

2 EL saure Sahne (10 % Fett)

1 EL gehackte Petersilie

1 Tomate

2 Gewürzgurken

½ süße Zwiebel

25 g Rucola

2 große Blätter Eisbergsalat

2 Scheiben Cheddar

½ Beet Kresse

Salz&Pfeffer

Zubereitung:

1. Verkneten Sie das Hack mit 2 TL Salz, 1 TL Pfeffer, Kräutern und 1 EL Öl. Teilen Sie es danach in vier gleich große Portionen und formen diese zu handtellergroßen, flachen Buletten.
2. Verrühren Sie bitte die Remouladen Mayonnaise, saure Sahne und Petersilie und schmecken Sie es mit wenig Salz und kräftig mit Pfeffer ab.
3. Nun waschen Sie die Tomaten und schneiden Sie diese in gleichmäßige Scheiben
4. Lassen Sie bitte die Gurken abtropfen und schneiden Sie auch diese in Scheiben.
5. Die Zwiebel schneiden Sie in sehr feine Ringe.
6. Waschen Sie nun den Rucola und lösen Sie die Eisbergsalatblätter vorsichtig ab.
7. Legen Sie 4 Teller mit Rucola aus, geben die Salatblätter wie eine Schale darauf.
8. Braten Sie die Buletten bitte im restlichen Öl unter Wenden 10 bis 15 Minuten braun und knusprig an.
9. Zum Schluss legen Sie je 1 Scheibe Cheddar darauf und lassen ihn an schmelzen.
10. Verteilen Sie die Remoulade auf die 4 Salatblätter legen Sie die Buletten obenauf.
11. Belegen Sie es mit Tomate, Gurke und Zwiebelringen. Zum Schluss bestreuen Sie die Burger mit Kresse.

Nährwerte pro Portion:500 kcal |4 g KH | 39 g F | 43 g EW

Chicken Sub

Zutaten für 1 Portion:

Low Carb Baguette

1 Hähnchenbrustfilet

1 Kopf Salat

2 grüne Oliven

2 kleine Champignons

3 Cherrytomaten

1/2 rote Paprika

1/2 gelbe Paprika

1/2 Gurke

1 grüne Chilischoten (eingelegt)

Salz & Pfeffer

1 Prise getrockneter Oregano

Guacamole

1 Bund Koriander

2 Frühlingszwiebeln

1/2 rote Chilischote

den Saft einer Limette

1 reife Avocado

Salz & Pfeffer

Zubereitung:

Für die Herstellung des Subs nehmen Sie am besten eine Fertigbackmischung "Konzelmann's Original Low Carb "Mehrkornbrot" Brotbackmischung". Formen Sie daraus dann zwei Baguette und backen Sie diese nach Packungsbeilage.

Für die Guacamole machen Sie von dem Koriander zwei bis drei Stängel ab, um diese später für das Baguette zu verwenden.

Den Rest des Bundes geben Sie zusammen mit den geputzten Frühlingszwiebeln, der roten Chilischote, den halbierten Cherrytomaten und dem Limettensaft in eine Küchenmaschine.

Halbieren Sie nun bitte die Avocado, entsteinen Sie diese, entnehmen Sie mit einem Löffel das Fleisch der Frucht und geben Sie dieses ebenfalls in die Küchenmaschine.

Jetzt mixen Sie alles gut durch und schmecken es mit Salz und Pfeffer ab.

Zupfen Sie den Salat klein. Die Oliven, die Cherrytomaten und die Champignons schneiden Sie bitte in kleine Scheiben.

Die Paprika bitte waschen, entkernen und in dünne Streifen schneiden. Schneiden Sie die Gurke in dünne Scheiben.

Wenden Sie nun das Hähnchenbrustfilet auf einem großen Bogen Pergamentpapier in Salz, Pfeffer und Oregano, schlagen Sie das Papier ein und klopfen Sie das Filets auf ca. 1,5 cm flach.

Geben Sie diese jetzt in die Pfanne und braten Sie es von jeder Seite 3-4 Minuten goldbraun an.

Halbieren Sie nun das Baguette und schneiden Sie dieses der Länge nach auf.

Bestreichen Sie es mit der Guacamole und verteilen Sie den Salat, die Paprika, die Champions, die Gurke auf das Baguette.

Schneiden Sie das Fleisch in Streifen und legen Sie auch das auf das Brot.

Zum Schluss kommen noch die Cherrytomaten, die Oliven und den restlichen Koriander auf das Baguette. Servieren Sie es zusammen mit den grünen Chilischoten.

Nährwerte pro Portion:542 kcal |22 g KH| 16 g Fett | 63 g EW

Eingewickelte Putenschnitzel

Zutaten für 2 Portionen:

2 Putenschnitzel

1 Tomate

8 Salbeiblätter

4 Scheiben Bacon

2 EL Öl

100 ml Weißwein

Salz &Pfeffer

Zubereitung:

1. Befreien Sie die Tomate vom Stielansatz und schneiden Sie diese in halbe Scheiben.

2. Halbieren Sie die Putenschnitzel und geben Sie diese einzeln in einen Gefrierbeutel. Nun klopfen Sie die Putenschnitzel mit einem Topfboden vorsichtig.
3. Die Schnitzel aus den Gefrierbeutel nehmen und bitte leicht mit Salz und Pfeffer würzen. Belegen Sie Schnitzel auf einer Hälfte mit jeweils 2 Salbeiblättern und einer Tomatenscheibe.
4. Klappen Sie die zweite Schnitzelhälfte darüber.
5. Um jedes Schnitzelpäckchen wickeln Sie je 1 Scheibe Bacon, so dass deren Anfang und Ende jeweils auf der Unterseite überlappen.
6. Nun erhitzen Sie das Öl in einer Pfanne, geben die gewickelten Putenschnitzel mit der überlappenden Seite nach unten in die Pfanne und braten Sie diese an.
7. Braten Sie das Fleisch bei mittlerer Hitze von jeder Seite 10-12 Min. an.
8. Nehmen Sie es aus der Pfanne und löschen Sie den Bratensatz mit Weißwein und 50 ml Wasser ab. Lassen Sie alles einmal aufkochen, salzen, pfeffern und zum Schluss servieren Sie die Soße zu den Putenpäckchen.

Nährwerte pro Portion:360kcal |1 g KH| 20 g Fett | 41 g EW

Fischeintopf mit Gemüse

Zutaten für 2 Portionen:

2 Lachsfilets

2 weiße Fischfilets, weiße (z. B. Pangasius-, Kabeljau- oder Seelachsfilet)

1 Pck. Garnelen

3 Dose/n stückige Tomaten

1 Bund Suppengrün

Olivenöl

2 Lorbeerblätter

2 Zehen Knoblauch

1 m.- große rote Zwiebel

Kräuter der Provence

Chili oder Cayennepfeffer

Zitronenschale, unbehandelt, abgerieben

evtl. Weißwein

etwas Zucker, evtl.

Salz und Pfeffer

Zubereitung:

1. Schwitzen Sie als erstes die roten Zwiebeln zusammen mit dem gehackten Knoblauch und den Lorbeerblättern in etwas Olivenöl an.
2. Geben Sie das sehr klein geschnitten Suppengrün und den Zitronenabrieb dazu und schwitzen Sie es solange mit an, bis das Gemüse etwas Farbe bekommen hat und sich Röstaromen entwickelt haben. Sollten Sie Zucker verwenden, dann geben Sie diesen nun dazu und lassen das Gemüse kurz karamellisieren.
3. Nun löschen Sie alles mit etwas Weißwein ab und lassen es kurz einkochen, sodass der Alkohol zunächst etwas verschwindet und nur das reine Weinaroma bleibt.
4. Wenn Sie kein Weißwein verwenden, geben Sie die Tomatendosen direkt dazu, etwas Wasser drauf und lassen ebenfalls alles kurz auf- bzw. einkochen.
5. Würzen Sie es anschließend nach Geschmack mit Salz, Pfeffer, Kräutern der Provence und Chili oder Cayennepfeffer.
6. Nun geben Sie den Fisch dazu und lassen ihn 5 Minuten mitgaren.
7. Danach kommen die Garnelen dazu und lassen Sie diese kurz in der Suppe ziehen.

Nährwerte pro Portion:323 kcal | 13,8 g KH | 11,76 g F | 41,43 g EW

Fischfilet-Curry

Zutaten für 2 Portionen:

400 g Fischfilet

600 g Zucchini

1 kleine Paprika

3 Lauchzwiebeln

1 Zehe Knoblauch

1 Stk. frischer Ingwer

1 TL Olivenöl

1 TL milde Currypaste

180 ml Gemüsebrühe

3 EL Limettensaft

Zubereitung:

1. Als erstes putzen Sie bitte die Zucchini, Paprika und Lauchzwiebeln und schneiden Sie alles klein. Anschließend schälen Sie die Knoblauchzehe und den Ingwer, fein würfeln und dünsten Sie jetzt beides in 1 TL Olivenöl an, fügen Sie die Currypaste hinzufügen.
2. Danach geben Sie auch das Gemüse und die Gemüsebrühe zu und alles ca. 2 Minuten köcheln. Spülen Sie nun das Fischfilet ab, trocken tupfen, würfeln und beträufeln Sie es noch mit Limettensaft.
3. Als letztes lassen Sie die Fischwürfel ca. 3-5 Minuten im Curry ziehen.

Nährwerte pro Portion:300 kcal | 11 g KH | 8 g F | 42 g EW

Fisch-Kokosnuss-Puffer dazu Zucchinigemüse

Zutaten für 2 Portionen:

200 g Fischfilets, frisch oder TK z. B. Seelachs

1 Ei

30 g Kokosraspel

etwas Salz, (Zitronensalz)x

Pfeffer, frisch aus der Mühle

Estragon, (getrocknet)

1 EL Kichererbsen, gemahlen

60 g Frischkäse

Öl, (Kokosöl nativ) zum Braten

600 g Zucchini

100 ml Kokosmilch

etwas Kräutersalz

1 EL Petersilie, frisch gehackte

2 Tomaten

Zubereitung:

1. Wenn Sie TK Fisch haben dann lassen Sie ihn auftauen, evtl. können Sie ihn auch ein bisschen ausdrücken, damit nicht so viel Flüssigkeit vorhanden ist.
2. Den Fisch schneiden Sie anschließend in kleinere Stücke und geben Sie alle Zutaten bis Frischkäse in einen Becher geben und zerkleinern und vermischen Sie alles mit einem Pürierstab.
3. Danach schmecken Sie es kräftig mit den Gewürzen ab.
4. In einer Pfanne erhitzen Sie als nächstes etwas Kokosöl und geben Sie mit einem EL kleine Puffer hinein, streichen Sie diese glatt und braten Sie die Puffer ca. 3-4 Minuten von jeder Seite goldbraun an. Als nächstes waschen Sie die Zucchini und schneiden Sie diese in kleine Stücke.
5. Nun erhitzen Sie die Kokosmilch und geben die Zucchini dazu.
6. Lassen Sie alles bissfest garen und schmecken Sie es mit Kräutersalz und Pfeffer ab.
7. Verteilen Sie jetzt Puffer und Gemüse auf die Teller, geben Sie je eine Tomate in Scheiben geschnitten dazu und garnieren Sie alles mit Petersilie.

Nährwerte pro Portion:497,4 kcal | 16,96 g KH | 35,24 g F | 31,3 g EW

Fisch-Soufflé

Zutaten für 2 Portionen:

150 g Thunfisch

2 EL Hüttenkäse

1 Zwiebel

2 Eier

2 Handvoll geriebenen Käse

Thymian

Zubereitung:

1. Für das Soufflé gießen Sie den Thunfisch ab und zerkleinern ihn etwas in einer Schüssel.
2. Geben Sie den Hüttenkäse und geriebenen Käse dazu.
3. Schneiden Sie als nächstes die Zwiebel sehr fein und mischen Sie diese unter die Thunfisch-Hüttenkäse-Masse.
4. Trennen Sie als nächstes die Eier, schlagen Sie die Eigelbe mit Salz und Pfeffer auf und mengen Sie diese unter die Thunfisch-Masse.

5. Würzen Sie alles mit Salz, Pfeffer und Thymian.
6. Das Eiweiß schlagen Sie mit Salz steif auf und heben es unter die Thunfisch-Masse.
7. Lassen Sie nun eine Tasse Wasser aufkochen.
8. Die Soufflé-Masse füllen Sie in gefettete Auflaufförmchen und stellen Sie diese sofort zusammen mit der Tasse Wasser in die Mikrowelle.
9. Lassen Sie es 10 Minuten auf voller Leistungsstufe garen.
10. Geben Sie danach etwas geriebenen Käse darüber und überbacken Sie es 6 Minuten mit der Grillstufe. Servieren Sie es noch heiß.

Nährwerte pro Portion:204 kcal | 1,75 g KH | 13,39 g F | 19,03 g EW

Frikadellen mit Gemüse

Zutaten für 2 Portionen:

1/2 Schalotte

200 g Rindertatar

1 Ei

½ TL Dijonsenf

1/2 EL Ketchup

1/2 EL Worcestersauce

4 Tomaten (rote und gelbe, ca. 400 g)

½ Friséesalat (ca. 100 g)

40 g grüne Oliven mit Stein

½ Bund Schnittlauch

2 EL Olivenöl

½ EL Balsamessig

Rohrzucker

Salz

Pfeffer

Zubereitung:

1. Im ersten Schritt schälen Sie bitte die Schalotte und hacken diese fein.
2. Trennen Sie die Eier und mischen Sie das Eigelb mit den Schalotte, Tatar, Senf, Ketchup, Salz und Pfeffer zusammen.
3. Geben Sie die Worcestersauce dazu.
4. Jetzt formen Sie alles mit feuchten Händen zu 4 Frikadellen und stellen diese kalt.
5. Waschen Sie im nächsten Schritt die Tomaten, schneiden Sie die Stielansätze keilförmig herausschneiden und schneiden Sie die Tomaten in Scheiben.
6. Legen Sie diese dekorativ auf Teller legen und würzen Sie alles Salz und Pfeffer.
7. Putzen und waschen Sie den Friséesalat , trocken schleudern und in mundgerechte Stücke teilen.
8. Verteilen Sie diesen jetzt auf den Tomaten.
9. Die Oliven schneiden Sie in dünnen Scheiben und den Schnittlauch in feine Röllchen.
10. Verrühren Sie nun die Oliven, 3 EL Olivenöl, Essig und 1 Prise Zucker miteinander und geben dieses über die Tomaten.
11. Erhitzen Sie das restliche Öl in einer schweren Pfanne erhitzen, legen Sie die Tatar-Frikadellen hineinlegen und braten Sie diese von jeder Seite bei sehr starker Hitze 20 Sekunden scharf an.
12. Nehmen Sie das Fleisch mit einem Pfannenwender oder einer Palette aus der Pfanne.
13. Servieren Sie die Tatar-Frikadellen mit den Tomaten.

Nährwerte pro Portion:339 kcal |8 g KH| 18 g Fett | 34 g EW

Garnelen-Kokos-Suppe

Zutaten für 2 Portionen:

Für die Kürbisuppe

200 g Kürbisfleisch (Hokkaido, Muskat- oder Butternutkürbis)

100 ml Kokosmilch

300 ml Gemüsefond

1 Möhre

1 Knoblauchzehe

Saft einer halben Zitrone

1 Schalotte

1 EL Olivenöl

Muskat

Für die Garnelenspieße

10 Garnelen (ohne Darm und Kopf)

1 EL Olivenöl

2 Knoblauchzehen

1 TL Curry Pulver

Saft einer halben Zitrone

Salz und Pfeffer

2 Holzspieße

Zubereitung:

1. Befreien Sie bitte zuerst die Garnelen von der Schale, danach waschen Sie diese und lassen sie in einem Sieb abtropfen.
2. Schälen Sie nun den Knoblauch, pressen Sie diesen mit einer Knoblauchpresse in eine Schüssel aus.
3. Geben Sie Olivenöl, Curry, Zitronensaft, Salz und Pfeffer dazu und vermengen Sie alles gut.
4. Geben Sie nun die Garnelen dazu, durchmengen und decken Sie es mit einer Folie ab und lassen Sie alles ziehen.
5. Schälen Sie die Möhre und schneiden Sie diese in dünne Scheiben.
6. Jetzt können Sie den Kürbis waschen, abtrocknen und aufschneiden. Die Kerne entfernen Sie bitte und anschließend schneiden Sie ihn in etwa 2 x 2 cm große Stückchen. Die Schale kann dran bleiben.
7. Bitte schälen Sie nun die Schalotten und den Knoblauch und würfeln beides fein.
8. Geben Sie Öl in einen Suppentopf und baten Sie Schalotten, Knoblauch, Möhre und Kürbis darin an.
9. Geben Sie nun den Gemüsefond dazu und lassen alles etwa 20 - 30 Minuten köcheln bis der Kürbis weich ist.
10. Jetzt können Sie die Kokosmilch dazugeben und für 10 Minuten weiter leicht köcheln lassen aber nicht mehr aufkochen.
11. Bitte pürieren Sie die Suppe jetzt und schmecken sie mit Zitronensaft, Salz, Pfeffer und Muskat ab.
12. Legen sie die Holzspieße kurz in ein Wasserbad und danach spießen Sie jeweils 5 eingelegte Garnelen auf jeden Holzspieß. Braten Sie jetzt noch die Spieße in einer beschichteten Pfanne für 2 - 3 Minuten von jeder Seite goldbraun an.
13. Füllen sie jetzt die Kokos-Kürbissuppe in 2 Schüsseln und legen jeweils einen Garnelenspieß darüber.

Nährwerte pro Portion:69 kcal | 2 g KH | 6 g F | 2 g EW

Gebackene Pilze

Zutaten für 2 Portionen:

1 Zweig Rosmarin

1 Zitrone (Bio-Qualität)

1,5 EL Olivenöl

Salz

20g Parmesan

300g Pilze Ihrer Wahl

Zubereitung:

1. Entfernen Sie die Rosmarinnadeln von der Stange und hacken Sie diese fein.
2. Spülen Sie die Zitrone mit heißem Wasser gründlich ab und reiben Sie die Schale der Zitrone fein ab.
3. Die geriebene Schale werden wir später noch benötigen.
4. Pressen Sie nun die Zitrone in ein Glas oder eine Schüssel aus. Hier sollten Sie den Saft durch ein feines Sieb laufen lassen, damit keine Kerne mit in das Gefäß fallen.
5. Mischen Sie nun den gehackten Rosmarin und die geriebene Zitronenschale mit dem Olivenöl.
6. Heizen Sie den Backofen auf 180 Grad Umluft vor.
7. Putzen Sie die Pilze und schneiden Sie diese in feine Scheiben.
8. Geben Sie ca. 50% der hergestellten Würzmischung in eine Auflaufform und reiben Sie damit die Form ein.
9. Geben Sie nun in die Form die geschnittenen Pilze und geben Sie die Form für ca. 10 Minuten in den Ofen.
10. Nach 10 Minuten nehmen Sie die Form vorsichtig aus dem Ofen und reiben den Parmesan über die Pilze und geben die Form für weitere 5 Minuten in den Ofen.
11. Nach 5 Minuten nehmen Sie die Form wieder aus dem Ofen und beträufeln die restliche Würzmischung mit etwas Zitronensaft und servieren diese köstliche Low Carb Beilage.

Nährwerte pro Portion:150 kcal | 6,2g KH | 10g Fett | 8g EW

Gebackener Süßkartoffel Auflauf

Zutaten für 10 Portionen:

1 süße Zwiebel

2 TL Öl

700 g geriebene Süßkartoffel

1 TL Salz

¼ TL Pfeffer

1,5 Eier

50 ml Milch (kann durch Sojamilch etc ersetzt werden)

Frische Petersilie

Zubereitung:

1. Braten Sie in einer kleinen Pfanne die in Würfel geschnittene Zwiebel in etwas Öl an.
2. Schälen Sie die Süßkartoffel und reiben Sie diese in einer Schüssel. Mischen Salz, Pfeffer und die angebratenen Zwiebel mit den geriebenen Süßkartoffeln.
3. Heizen Sie den Ofen auf 180 Grad vor.
4. Schlagen Sie in einer kleinen Schüssel die Eier auf und mischen Sie die Milch hinzu. Rühren Sie beides mit einem Schneebesen durch.
5. Geben Sie die Süßkartoffel-Mischung in einer Auflaufform und übergießen Sie diese mit der Eier-Milch-Mischung.
6. Geben Sie die Auflaufform für ca. 45 Minuten in den Ofen.
7. Vor dem Anrichten jede Portion mit leckerer, frischer Petersilie garnieren.

Nährwerte pro Portion:171kcal | 8g Fett | 15 g KH | 9 g EW

Gebratener Rosenkohl mit Nüssen

Zutaten für 6 Portionen:

1kg Rosenkohl

2 EL Olivenöl

2 EL Balsamico Essig

50 g gehackte Walnüssen

50 g geriebener Parmesan

Salz & Pfeffer

Zubereitung:

1. Heizen Sie den Ofen auf 190 Grad vor.
2. Entfernen Sie den Stamm des Rosenkohls und waschen Sie die Blätter gut ab. Schneiden Sie jedes Blatt in zwei Hälften.
3. Braten Sie die Blätter in der Pfanne an und verteilen Sie gleichmäßig Öl und Essig über die Blätter. Sie können auch vor den Braten in einer großen Schüssel die Blätter mit dem Öl und Essig vermengen.
4. Geben Sie den Kohl in einer Auflaufform und rösten Sie kurz die Nüsse in der Pfanne in der Sie den Kohl zubereitet haben.
5. Nach wenigen Minuten unter starker Hitze geben Sie die Nüsse in die Auflaufform und fügen sie Salz und Pfeffer zu.
6. Geben Sie die Auflaufform für ca. 20 Minuten in den Ofen.
7. Geben Sie die Zutaten in einer Schüssel und geben Sie den Käse zu. Fertig ist ein leckeres Gericht.

Nährwerte pro Portion:165kcal | 8,4g Fett | 16 g KH |10 g EW

Gebratener Thunfisch

Zutaten für 2 Portionen:

325 g Thunfischfilet (Mittelstück)

1 Stange Lauch (ca. 375 g)

2 Knoblauchzehen

50 g schwarze Oliven (ohne Stein)

3 Stiele Petersilie

1 Orange

1 ½ EL Olivenöl

2 TL schwarze Pfefferkörner

1 TL weiße Pfefferkörner

Salz

Pfeffer

Zubereitung:

1. Zerstoßen Sie zuerst die schwarzen und die weißen Pfefferkörner im Mörser geben Sie diese auf einen Teller.
2. Den Thunfisch schneiden Sie in 2 längliche zylindrische Stücke und wenden Sie diese auf allen Seiten im Pfeffer

3. Danach putzen Sie den Lauch und schneiden diesen schräg in 1 cm dicke Scheiben.
4. Geben Sie die Lauchscheiben anschließend in kaltes Wasser und waschen Sie diese vorsichtig, allerdings sollten die Scheiben ganz bleiben.
5. Danach heraus nehmen und gut abtropfen lassen.
6. Schälen Sie den Knoblauch und schneiden Sie auch ihn in Scheiben.
7. Die Oliven hacken Sie grob und die Petersilie waschen Sie und danach trockenschütteln, Blättchen abzupfen und grob hacken.
8. Anschließend pressen Sie bitte eine Orange aus und messen davon 150 ml Saft ab.
9. Erhitzen Sie nun 1 EL Öl in einer Pfanne und lassen Sie die Lauchscheiben und den Knoblauch darin bei mittlerer Hitze 3-4 Minuten unter Rühren dünsten.
10. Geben Sie nun die Oliven und den Orangensaft dazugeben und bringen alles zum Kochen.
11. Lassen Sie es 3 Minuten zugedeckt bei mittlerer Hitze kochen und würzen alles mit Salz und Pfeffer.
12. Inzwischen erhitzen Sie in einer 2. Pfanne das restliche Öl und braten darin die Thunfischfilets auf jeder Seite ca. 45 Sekunden an.
13. Mischen Sie jetzt noch die Petersilie unter den Lauch und verteilen Sie es auf den Teller.
14. Schneiden Sie den Thunfisch in Scheiben richten Sie diesen auf dem Lauch an.

Nährwerte pro Portion:482 kcal | 4 g KH| 27 g Fett | 43 g EW

Geflügelsuppe

Zutaten für 2 Portionen:

600 ml Geflügelbrühe

25 g Parmesankäse

2 Eier

125 g frischer junger Blattspinat

Pfeffer

Zubereitung:

1. Bringen Sie als erstes die Geflügelbrühe in einem Topf zum Kochen.
2. Reiben Sie den Parmesan fein und verquirlen Sie diesen mit Eiern und Pfeffer in einer Schüssel kräftig.
3. Als nächstes putzen Sie bitte den Spinat, entfernen die groben Stiele, waschen ihn gründlich und schleudern diesen trocken.
4. Schneiden Sie den Spinat bitte in feine Streifen, geben Ihn zu Brühe und lassen alles 2 Minuten kochen.
5. Die Ei-Käse-Mischung geben Sie unter ständigem Rühren in die kochende Brühe und lassen es noch einmal aufkochen,
6. Geben Sie nun die Geflügelsuppe in vorgewärmte Tassen.
7. Dazu passt ein geröstetes Vollkornbrot.

Nährwerte pro Portion:170 kcal | 1 g KH| 11 g Fett | 15 g EW

Gefüllte Hähnchenbrust auf Brokkolibett in Käsesoße

Zutaten für 2 Personen

2 Hähnchenbrüste (à ca. 160 g)

200 g Brokkoliröschen

1 mittelgroße gekochte Kartoffel vom Vortag

4 1/2 Softtomaten

4 TL Pesto Calabrese

4 EL gehackte Petersilie

1/2 Zwiebel

3 TL Rapsöl

150 ml Milch

50 g Blauschimmelkäse

Etwas schwarzer Pfeffer aus der Mühle

Salz

Zubereitung:

Bitte waschen sie zuerst die Hähnchenbrüste, tupfen diese trocken und schneiden eine tiefe Tasche, mit einem scharfen Messer, in die Mitte der Hähnchenbrüste.

Die Softtomaten schneiden Sie in feine Streifen und vermischen Sie mit Pesto und Petersilie.

Füllen Sie nun die Hähnchenbrüste mit der eben zubereiteten Pesto-Mischung.

Bitte hacken Sie die Zwiebel fein, um diese danach in 1 TL Rapsöl anzuschwitzen.

Jetzt geben Sie die Milch und den Blauschimmelkäse dazu und lassen diesen unter Rühren schmelzen. Das ganze können Sie einmal kräftig pfeffern.

Den Brokkoli dünsten Sie in Salzwasser ca. 10 Minuten an.

Pellen Sie die gekochte Kartoffel und würfeln Sie diese.

Danach heben Sie die Würfel bitte unter den Brokkoli.

Das restliches Öl erhitzen Sie nun in einer Pfanne und braten die gefüllten Filets darin pro Seite 6 bis 8 Minuten an.

Den Brokkoli und die Kartoffel pürieren Sie bitte zu einer festen Masse und verteilen das Püree kreisförmig auf zwei Teller. Die Oberfläche streichen Sie mit einem Messer glatt und richten die Hähnchenbrüste auf diesem Podest an.

Die Käsesoße geben Sie bitte noch drum herum dazu.

Nährwerte pro Portion:200 kcal | 7 g KH | 7 g F | 26 g EW

Gemüse Fisch Pfanne mit Kokosmilch

Zutaten für 2 Portionen:

500 g Fischfilets (meine Empfehlung ist hier Seelachs)

1 Zucchini

1 gelbe Paprikaschote

1 orange Paprikaschote

1 große Zwiebel

100 g frischen oder TK Brokkoli

2 Frühlingszwiebeln

500 ml Kokosmilch

1 Prise Ingwerpulver

1 EL Rapsöl

1 EL Sesamöl

Salz und Pfeffer

Etwas Knoblauch

Etwas Dill

Zubereitung

1. Tauen Sie zuerst den Fisch auf und tupfen Sie diesen anschließend trocken. Nach dem Trocknen bitte mit Salz und Pfeffer würzen und in kleine, mundgerechte Stücke schneiden und beiseite stellen.
2. Mischen Sie nun die Ölsorten. Sollten Sie jedoch das Sesamöl mögen, so können Sie es auch durch Rapsöl ersetzen.
3. Putzen Sie das Gemüse. Schälen und hacken Sie die Zwiebel in grobe Stücke. Schneiden Sie die Paprika in grobe Würfel und schneiden Sie die Rösschen des Brokkoli ab. Schneiden Sie die Frühlingszwiebeln in dünne Streifen.
4. Braten Sie nun alles, außer die Frühlingszwiebeln, in der Ölmischung an. Anschließen bitte mit Salz, Pfeffer, Knoblauch und Dill würzen.
5. Ist das Gemüse gut angebraten, gießen Sie bitte die Kokosmilch hinzu und lassen Sie alles aufkochen.
6. Lassen Sie das Gemüse für 15 Minuten (ohne Deckel) köcheln, sodass die Soße ein reduziert wird.
7. Nun geben Sie erst den Brokkoli dazu, da er sehr schnell gar wird.
8. Jetzt können Sie eine Prise Ingwer hinzugeben.
9. Geben Sie abschließen den Fisch hinzu und lassen Sie diesen nochmals 5 Minuten köcheln.

Nährwerte pro pro Portion:704 kcal | 22 g KH | 47 g F | 50 g EW

Gemüse-Puten-Curry

Zutaten für 1 Portion:

1/2 mittelgroße, rote Paprika

1/2 mittelgroße, grüne Paprika

50 g Bohnen (tiefgekühlt)

1/2 mittelgroße Zucchini

1 mittelgroße Karotte

1 Zehe Knoblauch

1/2 Stange Frühlingszwiebel

1 Schote Chili

15 g frischen Ingwer

130 g Putenbrust

3 TL Erdnussöl

1 TL scharfe Currypaste

100 ml Kokosmilch

1 Bund frischer Koriander

Salz

Pfeffer

Zubereitung:

1. Zuerst lassen Sie die Bohnen im Salzwasser bissfest garen.
2. Währenddessen schneiden Sie bitte den Paprika und die Zucchini klein, die Möhre und die Lauchzwiebel schälen Sie und hacken diese ebenfalls klein.
3. Hacken Sie bitte auch den Knoblauch und den Chili, schälen Sie den Ingwer und raspeln Sie diesen fein.
4. Das Putenfleisch schneiden Sie nun in Medaillons .
5. Im Wok oder in einer beschichteten Pfanne erhitzen Sie 1/3 des Öls und braten Sie Lauchzwiebeln, Knoblauch, Chili und Ingwer an.
6. Geben Sie anschließend die Hälfte der Currypaste dazu, kurz schwenken und dann neben Sie es heraus.
7. Braten Sie das Gemüse (außer den Bohnen) im zweiten Drittel Öl knackig an, nehmen Sie es ebenfalls heraus und braten Sie jetzt das Putenfleisch im restlichen Öl an.
8. Mengen Sie danach alle anderen gebratenen Zutaten bei und salzen und pfeffern Sie alles.
9. Zum Schluss geben Sie die Bohnen, Kokosmilch, gehackten Koriander und den Rest Currypaste dazugeben, lassen alles 6 Min einkochen und würzen Sie es noch mal nach Belieben nach.

Nährwerte pro Portion:480 kcal |26 g KH| 35 g Fett | 17 g EW

Gewürzhähnchen

Zutaten für 2 Portionen:

0,5 Hähnchen

2 Knoblauchzehen

2 EL Olivenöl

1 EL rosenscharfes Paprikapulver

1 TL mildes Currypulver

2 EL gehackte Rosmarinnadeln

1 TL gemahlener Koriander

Bratschlauch

Salz

Zubereitung:

1. Schälten Sie den Knoblauch und schneiden Sie ihn in feine Würfel. Verrühren Sie diesen nun mit Currypulver, Koriander, Öl, Paprikagewürz, Rosmarin und Salz.
2. Heizen Sie Ihren Ofen auf 200 Grad vor.
3. Die Hähnchenhälfte reiben Sie bitte mit dem eben hergestellten Gewürz Öl ein.
4. Geben Sie diese mit der Hautseite nach oben in einen Bratschlauch und verschließen Sie ihn nach der Packungsanweisung.
5. Den Bratschlauch setzen Sie auf ein Backblech und stechen Sie mit einem scharfen Messer einmal mittig ein.
6. Im heißen Ofen lassen Sie es bei 200 Grad auf der mittleren Schiene ca. 45 Min. braten.

Nährwerte pro Portion:384 kcal |1 g KH| 26 g Fett | 35 g EW

Garnelenspiess mit Kichererbsen-Mango-Salat

Rezept für 4 Portionen
Schwierigkeitsgrad: leicht
Ernährungsweise: Low Carb, Vegetarisch
Benötigt wird: Holzspieße, Messer, Schneidbrett, Pfanne, Küchensieb, kleine Schüssel
Arbeitszeit: ca. 20 Minuten

Zutaten:
2 kleine Dosen Kichererbsen
1 Mango
200 Gramm Feldsalat

8 Stiele frischer Koriander
8 Stiele glatte Petersilie
6 Esslöffel Organgensaft
4 Esslöffel Joghurt
2 Esslöffel Mayonnaise
4 Esslöffel Sojasoße
2 Teelöffel Currypulver
10 Spritzer Tabasco
4 Esslöffel Olivenöl
16 küchenfertige und mittelgroße Garnelen (ohne Kopf aber mit Schale)
Meersalz
Pfeffer aus der Mühle

Zubereitung:
Die Kichererbsen in einem Küchensieb abtropfen lassen. Die Mange schälen und vom Stein lösen, anschließend in kleine Würfel schneiden. Den Feldsalat abwaschen, abtropfen lassen und verlesen. Die Kräuter waschen, trocken schütteln. Die Korianderblättchen ganz fein schneiden. Die Petersilienblättchen ganz lassen.
Für das Dressing den Orangensaft, den Joghurt, die Mayonnaise, die Sojasauce, den Curry und das Tabasco in einem Schälchen mit einer Gabel verquirlen. Die Korianderblättchen unterziehen.
In einer beschichteten Pfanne das Öl erhitzen. Je 4 Garnelen auf einen Holzspieß ziehen und im heißen Öl unter regelmäßigen Wenden für ca. 3 Minuten pro Seite braten. Anschließend mit Salz und Pfeffer würzen.
Den Feldsalat und die Petersilienblätter auf Tellern anrichten. Die Kichererbsen und die Mangostücke darauf verteilen und das Dressing gleichmäßig drüber geben. Die Garnelenspieße auf dem Salat anrichten.

Kilokalorien pro Portion: 400 kcal
Kohlenhydrate pro Portion : 25 Gramm
Eiweiß pro Portion : 29 Gramm
Fett pro Portion: 18 Gramm

Gefüllter Hokkaido Kürbis mit Tofu

Rezept für 4 Portionen
Schwierigkeitsgrad: mittel
Ernährungsweise: Low Carb, Vegetarisch
Benötigt wird: Messer, Schneidbrett, Pfanne, Backblech, 1 mittelgroßen Topf, Küchensieb
Arbeitszeit: ca. 20 Minuten

Zutaten:
2 mittelgroße Hokkaido Kürbisse a 1,2 kg
4 Esslöffel Olivenöl
2 Zwiebeln
600 Gramm Tofu
600 Gramm frischer Spinat (alternativ TK Ware)

14 EL Hafer Cuisine (Alternativ andere Pflanzensahne)
4 Esslöffel Senf
Muskatnuss
Salz & Pfeffer
Zutaten für das Topping:
4 kleine Karotten
2 Frühlingszwiebeln
2 Teelöffel Olivenöl
4 Teelöffel schwarzer Sesam
2 Bund Oregano

Zubereitung:
Backofen auf 200 Grad Umluft vorheizen
Die Kürbisse halbieren und die Kerne mit einem Löffel herauskratzen. Das Kürbisfleisch innen mit jeweils 1 Esslöffel Öl bestreichen und die Hälften mit der offenen Seite nach oben auf ein Backblech setzen. Im vorgeheizten Backofen für ca. 20 bis 30 Minuten weich garen.
Die Zwiebeln schälen und in kleine Würfel schneiden. In einer Pfanne mit 1 Esslöffel Olivenöl andünsten. Den Tofu in ca. 1 cm große Würfel schneiden und zur Zwiebel geben. Alles bei starker Hitze rundherum für ca. 7 Minuten hellbraun anbraten.
Den Spinat entweder waschen und in kleine Stücke schneiden, in einem Topf erhitzen oder bei Tiefkühlware den Spinat nach Packungsanleitung erhitzen. Die Tofu-Zwiebel-Mischung mit Hafer Cuisine und dem Senf dazugeben. Mit Muskat, Pfeffer und Salz kräftig abschmecken.
Die Füllung in die Kürbishälften verteilen und für ca. 10 Minuten im Ofen auf der mittleren Schiene überbacken.
Die Karotten in Scheiben schneiden und die Frühlingszwiebeln in feine Ringe schneiden. In einer Pfanne etwas Olivenöl erhitzen und die Karotten mit den Frühlingszwiebeln darin andünsten. Die schwarzen Sesamsamen kurz mitrösten. Das Oregano grob hacken und alle Zutaten über die Kürbishälften streuen.
Für das Dressing den Orangensaft, den Joghurt, die Mayonnaise, die Sojasauce, den Curry und das Tabasco in einem Schälchen mit einer Gabel verquirlen. Die Korianderblättchen unterziehen.
In einer beschichteten Pfanne das Öl erhitzen. Je 4 Garnelen auf einen Holzspieß ziehen und im heißen Öl unter regelmäßigen Wenden für ca. 3 Minuten pro Seite braten. Anschließend mit Salz und Pfeffer würzen.
Den Feldsalat und die Petersilienblätter auf Tellern anrichten. Die Kichererbsen und die Mangostücke darauf verteilen und das Dressing gleichmäßig drüber geben. Die Garnelenspieße auf dem Salat anrichten.

Kilokalorien pro Portion: 515 kcal
Kohlenhydrate pro Portion : 23 Gramm
Eiweiß pro Portion : 27 Gramm
Fett pro Portion: 29 Gramm

Marinierter Kaffeelachs in Safransauce

Rezept für 4 Portionen
Schwierigkeitsgrad: Pfiffig

Ernährungsweise: Low Carb, Vegetarisch
Benötigt wird: Messer, Schneidbrett, Backblech, Klarsichtfolie, Mörser, große Pfanne
Arbeitszeit ohne Marinieren: ca. 20 Minuten
Marinieren: 12 Stunden

Zutaten:
30 Gramm Kaffeebohnen
1 Esslöffel schwarze Pfefferkörner
1 Esslöffel Piment
4 Esslöffel Meersalz
3 Esslöffel Zucker/ etwas flüssiger Honig
600 Gramm sehr frisches Lachsfilet ohne Haut und Gräten
10 Sanfranfäden
0,25 Teelöffel Salz/etwas Cayennepfeffer
1 Teelöffel Zitronensaft
2 Esslöffel Mayonnaise
3 Esslöffel Joghurt
2 Esslöffel Rapsöl

Zubereitung:
Backofen auf 75 Grad Umluft vorheizen und dann die Kaffeebohnen für ca. 30 Minuten darin rösten. Pfefferkörner, Piment und dann die Kaffeebohnen im Mörser grob zerstoßen und mit Salz und Zucker mischen. Das Lachfilet damit einreiben, in Klarsichtfolie einwickeln und für mindestens 12 Stunden im Kühlschrank marinieren.
Safran, Salz, Zitronensaft, Mayonnaise und den Joghurt miteinander vermischen und mit Honig und Cayennepfeffer abschmecken.
Lachs aus dem Kühlschrank nehmen, abwaschen, trocken tupfen und in heißem Rapsöl in einer Pfanne pro Seite nur für wenige Sekunden anbraten. Danach rausnehmen, in Scheiben schneiden und auf den Tellern anrichten. Die Sauce dazu anrichten und servieren.

Avocadoaufstrich

Zutaten für 2 Portionen:

1 reife Avocado (ca. 100 g)

1 Knoblauchzehe

1 Tomate

1 Limette (Bioqualität)

75 g Jogurth

Salz und scharfes Paprikagewürz

Zubereitung:

1. Halbieren Sie mit einem großen, scharfen Messer die Avocado der Länge nach und entfernen sie deren Kern (aufheben!). Nun schaben Sie mit einem Löffel das Fruchtfleisch heraus und geben es in eine Schüssel.
2. Zerdrücken Sie das Fruchtfleisch der Avocado mit einer Gabel.
3. Waschen Sie nun die Tomaten und trocknen Sie diese kurz ab. Schneiden Sie die Stiele und Kerne heraus und würfeln Sie das Fruchtfleisch fein.
4. Schälen Sie den Knoblauch und drücken Sie die Zehen durch eine Knoblauchpresse.
5. Waschen Sie die Limette mir heißem Wasser ab und reiben Sie diese trocken. Nun reiben Sie die Schale ab und halbieren anschließen die Frucht und pressen diese aus.
6. Geben Sie nun alle Zutaten in eine Schüssel und vermengen Sie alles gründlich. Kurz abschmecken und ggf. mit Salz und Pfeffer nachwürzen.
7. Um ein Verfärben des Dips bis zum Verzehr zu verhindern geben Sie den Kern jetzt mit in den Dip. Erst vor dem Servieren wieder herausnehmen. So behält der Dip seine Farbe.

Nährwerte für eine Portion:161 kcal |9 g KH | 15 g Fett | 3 g EW

Bacon-Eggs-Muffins

Zutaten für 6 Personen:

6 Eier

24 Scheiben Frühstücksspeck

Etwas Olivenöl

Salz und Pfeffer

Je nach Geschmack etwas geriebener Käse

Zubereitung:

1. Braten Sie den Frühstücksspeck kurz in der Pfanne an, bis dieser von allen Seiten schon knusprig ist. Währenddessen heizen Sie den Backofen auf 180°C vor.
2. Fetten Sie nun die sechs Muffinformen mit etwas Öl ein.
3. Befüllen Sie jede Form, über Kreuz, mit insgesamt vier Streifen Frühstücksspeck.
4. Nun geben Sie ein Ei in jede Form und würzen Sie mit Salz und Pfeffer. Wenn Sie möchten noch mit etwas Käse bestreuen.
5. Abschließend geben Sie die Formen für ca. 10 Minuten in den Backofen.

Nährwerte pro Muffin:186 kcal | 2 g KH | 14 g F | 14 g EW

Bärlauchaufstrich

Zutaten:

1 Bund frischer Bärlauch

Ca. 200 Gramm Butter

Einige Prisen Salz

1 Chilliflocke

Zubereitung:

1. Erwärmen Sie die Butter auf Zimmertemperatur, sodass die Butter weich wird.
2. Waschen Sie den Bärlauch mit Wasser ab und pürieren Sie ihn anschließen.
3. Geben Sie nun die Butter, Salz und die Chilliflocke zu und pürieren Sie alles zu einer weichen Masse.
4. Der Aufstrich lässt sich einige Tage im Kühlschrank aufbewahren.

Nährwerte für 100 Gramm Aufstrich: 1443 kcal | 1,65KH | 162 g Fett | 2g EW

Brotfladen mit Frischkäse und Zwiebel

Zutaten für einen Fladen:

3 Eier

100 g Frischkäse

1 Zwiebel

1 EL Butterschmalz

Salz

Zubereitung:

1. Trennen Sie zuerst bitte die Eier und schlagen Sie das Eiweiß sehr steif.
2. Das Eigelb schlagen Sie ebenfalls und vermengen Sie dieses mit Frischkäse und Salz.
3. Die Zwiebeln hacken Sie anschließend fein, dünsten Sie diese bitte in Butterschmalz goldbraun an, und nach dem Abkühlen vermischen Sie es bitte mit der Frischkäsemasse.
4. Heben Sie als nächstes das Eiweiß vorsichtig unter.
5. Formen Sie aus der Masse auf einem mit Backpapier ausgelegten Blech 5-6 Fladen und backen Sie diese im vorgeheizten Ofen bei 150 Grad 15 Min. goldgelb.

Nährwerte für einen Fladen:689 kcal |9 g KH| 58 g Fett | 31 g EW

Croissant-Brötchen

Zutaten für ca. 30 Croissants:

250g Quark

250g flüssige Butter

6 Eier

200g Eiweißpulver (neutral)

1 Päckchen Backpulver

50g Sonnenblumenkerne

1 Prise Salz

Zubereitung:

1. Geben Sie bitte alle Zutaten in eine Rührschüssel und mixen Sie alles mit einem Handrührgerät zu einem Teig.
2. Heizen Sie Ihren Ofen auf 200 Grad vor.
3. Nun geben Sie den Teig in kleine Muffin-Förmchen. Es können auch andere Förmchen sein, wichtig ist nur, dass diese nicht zu groß sind.
4. Geben Sie die gefüllten Förmchen für ca. 15 Minuten in den Backofen.

Nährwerte pro Brötchen:195 kcal | 2 g KH | 14 g F | 15 g EW

Dinkel-Sonnenblumen Brot

Zutaten für 2 Portionen:

50 g Vollkornmehl Dinkel

20 g geschrotete Leinsamen

50 g Sonnenblumenkerne

50 g Eiweißpulver

30 g Hafer Vollkornflocken

250 g Magerquark

2 Eier Größe M

1 Prise Salz

1 TL Backpulver

1 TL fruchtiges Olivenöl

Zubereitung:

1. Geben Sie das Dinkelmehl, die geschroteten Leinsamen, die Sonnenblumenkerne, das Eiweißpulver und die Hafervollkornflocken sowie das Backpulver in einer Schüssel und vermengen Sie alle Zutaten gründlich.
2. Nun geben Sie den Quark und die Eier in einer anderen Schüssel und vermengen alles gut. Haben Sie nun die Quark-Eier-Mischung unter die trockenen Zutaten in der anderen Schüssel.
3. Der Teig muss jetzt ca. 15 Minuten bei einer Zimmertemperatur stehen gelassen werden.
4. Nun formen Sie einen Laib Brot aus dem Teig.
5. Den Teig mit einem Messer der Länge nach einritzen. Jetzt noch mit Olivenöl etwas bestreichen im Ofen bei 160°C Umluft ca. 45 min backen lassen.

Nährwerte pro Portion:114 kcal | 8 g KH | 5 g F | 11 g EW

Erdbeer- Fruchtaufstrich

Zutaten:

250 g Erdbeeren

110 ml Kokosmilch

20 g Xucker (Premium)

25 g Chiasamen

Zubereitung:

1. Zuerst waschen Sie die Erdbeeren gut, entfernen das Grün und danach pürieren Sie diese mit einem Stabmixer fein.
2. Erwärmen Sie die Kokosmilch zusammen mit dem Xucker in einem Topf, bis sich der Xucker aufgelöst hat.
3. Rühren Sie nun die Kokosmilch und Chiasamen unter das Erdbeerpüree und lassen Sie alles ca. 20 Minuten im Kühlschrank quellen.

Nährwerte für die im Rezept angegebene Menge:485,2 kcal | 36,16 g KH | 30,14 g F | 11,08 g EW

Haselnusscreme

Zutaten:

100 Gramm Haselnüsse

100 ml Mandelmilch

2 EL zuckerfreien Backkakao

2 EL Whey Schokoeiweißpulver

Zubereitung:

1. Heizen Sie Ihren Ofen auf 180 Grad vor.
2. Legen Sie die Nüsse auf ein Backblech
3. Geben Sie die Nüsse in den Ofen und rösten Sie diese für ca. 10 – 15 Minuten
4. Nach der Backzeit kurz abkühlen lassen und danach die Haut der Nüsse entfernen.
5. Geben Sie die Nüsse nun in einen Mixer und zerkleinern Sie diese. Geben Sie anschließend die restlichen Zutaten zu und mixen Sie alles nochmals gut durch.

Nährwerte für die im Rezepte angegebene Menge:748kcal | 10,5 g KH | 67g Fett | 22,3 g EW

Käsecreme fürs Brot

Zutaten:

100 g Frischkäse

100 g Hüttenkäse

50 g Käse (Bsp. Harzer Roller)

2 Zehen Knoblauch

Paprikapulver

1 EL Tomatenmark

Salz

Zubereitung:

1. Geben Sie den Frischkäse und den Hüttenkäse in eine Schüssel.
2. Zerkleinern Sie den Harzer Roller und geben Sie ihn mit in die Schüssel.
3. Den Knoblauch schälen und in die Schüssel zu geben.
4. Kurz pürieren.
5. Alle weiteren Zutaten zugeben und zu einer sämigen Masse pürieren.

Nährwerte für 100 Gramm Aufstrich: 233kcal | 4 g KH | 14 g F | 22g EW

Kerniges Low-Carb Brot

Zutaten für 1 Brotlaib:

50 g Sonnenblumenkerne

50 g geschrotete Leinsamen

50 g Weizenkleie

50 g neutrales Eiweißpulver

2 Eier, Größe M

250 g Magerquark

1 gehäufter TL Backpulver

1 TL Salz

Zubereitung:

1. Bitte heizen Sie den Ofen auf 200°C vor.
2. Vermengen Sie die Sonnenblumenkerne, die Weizenkleie, die geschroteten Leinsamen und das Eiweißpulver.
3. Geben Sie den Quark und die Eier dazu. Kneten Sie alles zu einem Teig zusammen. Den Teig lassen Sie 10 Minuten ziehen. Lassen Sie bitte die Leinsamen quellen, damitder Teig festere Konsistenz annimmt.
4. Danach formen Sie einen Brotlaib und backen diesen für 40 Minuten im vorgeheizten Backofen.
5. Verwenden Sie dafür ein Rost mit Backpapier.
6. Wenn Sie mögen, können Sie das Brot vor dem Backen mit einem Messer einschneiden und das ruhig etwas tiefer. Den Brotlaib bestreuen Sie dann mit den Sonnenblumenkernen.
7. Sie können natürlich auch andere Kerne z.B. Kürbiskerne, zerkleinerte Walnüsse, Sesam, usw. verwenden
8. Am besten Sie nehmen Nüsse, die wenige Kohlenhydrate enthalten.

Nährwerte pro Brotlaib:1036 kcal | 31 g KH | 49 g Fett | 106 g EW

Knuspermüsli

Zutaten für 6-8 Portionen:

600 g Kokosflocken

120 g gehackte Mandeln

90 g Sonnenblumenkerne

80 g Kürbiskerne

50 g Mandelmehl

8 Eiweiß am besten Größe XL

Stevia

Zubereitung:

1. Zunächst vermischen Sie das Eiweiß mit dem Stevia.
2. Nun geben Sie alle Zutaten in eine große Schüssel vermengen Sie diese gut mit dem Eiweiß.

3. Jetzt geben Sie das Müsli auf einem Backblech mit Backpapier verteilt und für ca. 60 Minuten bei 135 Grad in den Ofen geben.
4. Das Müsli wird in der Hälfte der Zeit einmal gut vermischt, damit man sicher stellen kann das alles gleich knusprig wird und nicht verbrennt oder noch zu lasch ist.
5. Wenn das Müsli eine goldbraune Farbe angenommen hat, kann es aus dem Ofen genommen werden und ist fertig. Jetzt muss es nur noch abkühlen und dann kann man es sich schmecken lassen.

Nährwerte für das oben stehende Rezept:_590 kcal | 6 g KH | 60 g F | 16 g EW

Kokosnussbrot

Zutaten für ca. 15 Scheiben:

100g Kokosnussmehl

6 Eier

125g weiche Butter

1 TL Backpulver

2 TL Zuckeraustauschstoff

1/2 TL Salz

Zubereitung:

1. Heizen Sie den Backofen auf 180 Grad vor.
2. Geben Sie bitte den Zuckeraustauschstoff, die Eier und auch die geschmolzene Butter in eine Schüssel und verrühren Sie diese gut mit einem Handrührgerät.
3. Nun geben Sie nach und nach die übrigen Zutaten hinzu, bis ein glatter Teig ohne Klumpen entsteht.
4. Geben Sie den Teig nun bitte in eine kleine, gefettete Kastenform.
5. Backen Sie das Kokosnussbrot für etwa 40 Minuten.
6. Alternativ können Sie auch aus dem Teig Brötchen anfertigen. Formen Sie einfach 7 bis 9 kleine Bällchen, platzieren Sie Diese auf dem Backpapier und schneiden Sie die Brötchen mit einem feuchten Messer kreuzweise ein. Diese lassen Sie bei 180 °C etwa 25 Minuten backen.

Nährwerte pro Scheibe:134 kcal | 4 g KH | 11 g F | 7 g EW

Kokos-Pfannkuchen

Zutaten für 2 Portionen:

125 ml Mandelmilch ungesüßt

4 EL Kokosmehl

4 EL Mandelmehl

3 Eier

2 EL geschmolzene Butter

1,5 EL Birkenzucker

1 TL Natron

Butterschmalz

1/2 TL Bourbon Vanille

1 Prise Salz

Zubereitung:

1. Verrühren Sie Eier, Milch, 250 ml Wasser, Vanille, Butter und Birkenzucker in einer Schüssel gründlich. Fügen Sie die Mehle und das Natron hinzu und mixen Sie alles noch 2 Minuten weiter.
2. Nun erwärmen Sie eine Pfanne auf mittlerer Hitze und zerlassen darin bitte das Butterschmalz. Für jeden Pfannkuchen geben Sie eine halbe Suppenkelle voll Teig in die Pfanne und drücken es platt.
3. Alles Sie diese immer ein paar Minuten backen, dann wenden und erneut einige Minuten fertig backen lassen.
4. Nehmen Sie die fertigen Pfannkuchen aus der Pfanne und lassen Sie diese auf einem Teller etwas auskühlen.
5. Nach Belieben können Sie die Pfannkuchen jetzt mit Sahne und Früchten garnieren und servieren.

Nährwerte pro Portion:350,22 kcal | 13,33 g KH | 27,77 g F | 16,07 g EW

Gemüse-Quiche mit Ziegen Frischkäse und Pak Choi

Rezept für 4 Personen, ergibt ca. 8 Stücke
Schwierigkeitsgrad: Pfiffig
Ernährungsweise: Low Carb
Benötigt wird: Pfanne mit Deckel, Topf, Küchenmesser, Schneidbrett, Küchensieb, große Schüssel, Springform 28

cm
Arbeitszeit: ca. 15 Minuten
Backzeit: ca. 45 Minuten

Grundrezept für den Low Carb Pizzateig
Zutaten:
40 Gramm Kokosmehl
1 Stück Vollei
2 Stück Eiklar
Salz und Pfeffer
Oregano

Zubereitung Pizzaboden:
Das Kokosmehl, die Eier und die Gewürze mit 2 Esslöffel Wasser zu einem Teig verrühren. Danach den Teigs in eine beschichtete Pfanne ohne Fett hineindrücken. Anschließend den Deckel schließen und bei mittlerer Hitze den Pizzaboden ca. 3 Minuten backen. Danach den Teig vorsichtig mit einem Pfannenwender drehen und nochmal mit geschlossenem Deckel ca. 1 Minute bei mittlerer Hitze backen.

Zutaten für die Quiche:
1 kleiner Blumenkohl
1 kleine Knolle Fenchel
200 Gramm frische, braune Champignons
1 große Karotte (ca. 150 Gramm)
1 große, rote Spitzpaprika
150 Gramm Pak Choi
80 Gramm Porree
100 Gramm Ziegenfrischkäse
4 große Eier
70 Gramm Schmand
200 Gramm geriebenen Mozzarella
120 Gramm geräucherten Bauchspeck vom Schwein
4 Blätter Zimmerknoblauch
1 Teelöffel Suppengewürz
1-2 Esslöffel Sojaöl

Zubereitung:
Den Blumenkohl gründlich waschen und in kleine Rösschen teilen. Anschließend in ausreichend Salzwasser den bissfest garen. Anschließend in einem Sieb sehr gut abtropfen lassen.
Den Backofen auf 170 Grad Umluft vorheizen.
Die frischen Champignons mit einem Pinsel von leichten Verunreinigungen befreien und in dünne Scheiben schneiden. Die Karotte schälen und ebenfalls in dünne Scheiben schneiden. Die Spitzpaprika kreisrund vom Strunk befreien und in kleine Stücke teilen. Den Porree gründlich waschen und vom Ende her in dünne Scheiben schneiden. Blätter und Stiele des Pak Choi voneinander trennen und beides in kleine Stücke schneiden. Zuletzt noch den Bauchspeck in kleine Würfel schneiden.

In einer beschichteten Pfanne 1 EL Sojaöl erhitzen und anschließend das geschnittene Gemüse und den feinen Bauchspeck kurz darin anbraten. Mit dem Suppengewürz und dem Zimmerknoblauch würzen und in eine große Schüssel geben.
Die Springform mit Backpapier auslegen und am Rand umschlagen. Den Pizzaboden in die Springform legen.
Den Blumenkohl mit dem übrigen Gemüse und dem Bauchspeck in der Schüssel vermengen und kurz beiseite stellen. In der Zwischenzeit in einem Mixbecher den Ziegenfrischkäse, den Schmand, die Eier, etwas Salz und 120 Gramm Mozzarella vermischen. Das Gemüse nun in die Springform füllen und den Käse-Schmand Sud über das Gemüse ausschütten. Den restlichen Mozzarella oben drauf verteilen.
Für ca. 20 bis 25 Minuten kommt die Springform nun auf die unterste Schiene im Backofen. Um ein Austrocken zu verhindern, kann man die letzten 10 bis 15 Minuten die Springform mit Alufolie abdecken. Nach der Backzeit von max. 25 Minuten den Ofen ausschalten und die Quiche bei geschlossener Türe noch mindestens 10 Minuten im Ofen stehen lassen.
Danach kann die Quiche in Stücke geschnitten und serviert werden.

Kilokalorien pro Person: 651 kcal
Kohlenhydrate pro Person : 20,36 Gramm
Eiweiß pro Person : 30,72 Gramm
Fett pro Person: 48,92 Gramm

PLT-Burger mit Portobello Pilzen und Süßkartoffel Wedges

Rezept für 4 Personen
Schwierigkeitsgrad: normal
Ernährungsweise: Low Carb, Vegan
Benötigt wird: Backblech, Backpapier, kleine Pfanne, 1 Topf, 1 kleine Schüssel, 1 Pinsel
Arbeitszeit: ca. 40 Minuten
Backzeit: ca. 45 Minuten

Zutaten:
2 Süßkartoffeln
2 Himbeertomaten
2 kleine rote Zwiebeln
4 Portobello Pilze
2 Salatherzen
250 Gramm Mozzarella
4 Burger Brötchen
10 Gramm Basilikum
40 Milliliter Mayonnaise
4 EL Olivenöl
Salz & Pfeffer

Zubereitung:

Den Backofen auf ca. 220 Grad Celsius (Ober-/Unterhitze) vorheizen.
Zuerst die Süßkartoffelwedges zubereiten und dafür die beiden Süßkartoffeln schälen und in je ca. 1 cm breite Streifen schneiden. Das Backblech mit Backpapier auslegen und die geschnittenen Süßkartoffelstreifen darauf verteilen. (Lassen Sie auf dem Backblech etwas Platz für die Portobello Pilze und die Burger). Danach die Streifen mit 2 EL Olivenöl beträufeln und leicht salzen und pfeffern. Auf der mittleren Schiene im Backofen ca. 20 Minuten backen, bis die Wedges von außen schön knusprig braun sind. Während der Backzeit ca. 2 bis 3 Mal wenden.
Alle Gemüse und Kräuter abwaschen und die Portobello Pilze vorsichtig mit einem Pinsel reinigen.
Währenddessen würfeln Sie 2 Tomaten und den Rest schneiden Sie in dünne Scheiben. Die roten Zwiebeln abziehen und ebenfalls fein würfeln. Die Portobello Pilze mit etwas Olivenöl beträufeln und dann mit Salz und Pfeffer würzen. Anschließend die Pilze für ca. 10 bis 12 Minuten in den Backofen geben und garen.
Für die Zwiebel Tomaten Marmelade erhitzen Sie 1 EL Öl in der kleinen Pfanne und geben die Tomaten- und Zwiebelwürfel unter Rühren dazu. Während dem Einköcheln bei ca. 10 bis 15 Minuten mehrfach umrühren. Eventuell 4 EL Wasser hinzugeben, wenn die Konsistenz zu dick wird. Mit Salz und Pfeffer abschmecken.
Zupfen Sie die Blätter der Salatherzen ab und schneiden Sie den Mozzarella in Scheiben. Das Burger Brötchen halbieren und die Hälften mit dem Mozzarella belegen. Danach die belegten Brötchenhälften für ca. 5 Minuten in den Backofen geben, bis der Käse zerlaufen ist.
Basilikumblätter abzupfen und fein hacken. In der kleinen Schüssel die Mayonnaise mit dem Basilikum, etwas Salz und Pfeffer mischen bzw. abschmecken.
Nehmen Sie die gebackenen Brötchenhälften aus dem Ofen und bestreichen Sie sie mit etwas Aioli. Dann die Portobello Pilze, Salatblätter und die Tomatenscheiben drauf legen. Mit der Tomaten-Zwiebel Marmelade toppen und dann die andere Brötchenhälfte als Oberseite auflegen und das ganze etwas andrucken. Den Burger mit den Süßkartoffelwedges auf den Tellern anrichten und servieren.

Kilokalorien pro Person: 782 kcal
Kohlenhydrate pro Person : 22,90 Gramm
Eiweiß pro Person : 29,16 Gramm
Fett pro Person: 102,30 Gramm

Zucchinipfanne mit Tomaten und Schinken

Rezept für 4 Portionen
Schwierigkeitsgrad: normal
Ernährungsweise: Low Carb
Benötigt wird: 1 kleine Pfanne, Schneidbrett
Arbeitszeit: ca. 15 Minuten
Garzeit: ca. 15 Minuten

Zutaten:
4 Zucchini
4 Tomaten
12 Scheiben gekochter Schinken
2 kleine Zwiebeln

4 EL Olivenöl
Frische Petersilie
Salz

Zubereitung:
Zuerst die Zwiebel in kleine Würfel schneiden und in der Pfanne in 1 Esslöffel Olivenöl dünsten. Danach den Schinken in dünne Streifen schneiden und zu den Zwiebeln geben. Die Tomaten waschen und würfeln und ebenfalls mit in die Pfanne geben. In der Zwischenzeit die Zucchini waschen und in dünne Scheiben schneiden. Ebenfalls in die Pfanne geben und zwischendurch mehrmals umrühren. Die Petersilie waschen und klein hacken und ebenfalls in die Pfanne geben. Das ganze bei mittlerer Hitze ein paar Minuten dünsten, bis alles weich ist. Danach mit Salz abschmecken und servieren.

Kilokalorien pro Portion: 252 kcal
Kohlenhydrate pro Portion : 8,9 Gramm
Eiweiß pro Portion : 23,9 Gramm
Fett pro Portion: 8,9 Gramm

Scharfe Gazpacho Suppe mit Bohnen

Rezept für 4 Personen
Schwierigkeitsgrad: easy
Ernährungsweise: Low Carb
Benötigt wird: Messer, Kochtopf, Küchenwaage, Teelöffel, Esslöffel, Knoblauchpresse, Schneidbrett, Küchensieb
Arbeitszeit: ca. 30 Minuten

Zutaten:
1000 Gramm Tomaten aus der Dose in kleinen Stücken
4 kleine rote Zwiebeln
4 Knoblauchzehen
4 Limetten
2 rote Chillischoten
400 Gramm weiße Bohnen aus dem Glas
4 EL Olivenöl
2 TL Kreuzkümmel
2 TL Paprika, rosenscharf
1 TL Cayennepfeffer
Meersalz

Zubereitung:
Die Tomaten aus der Dose in einen großen Topf geben. Danach die Zwiebeln schälen und in kleine Würfel schneiden. Danach den Knoblauch schälen und dann in der Knoblauchpresse ausdrücken. Die Limetten halbieren und den Saft auspressen. Die Chilischoten halbieren, entkernen und in kleine Stücke hacken. Danach alles in den

Topf geben und verrühren. Anschließend das Olivenöl, den Kümmel, das Paprika, den Cayennepfeffer und nach Geschmack das Salz in die Suppe hinzugeben und alles gut verrühren. Die Bohnen in ein Sieb geben und gründlich unter fließendem Wasser abspülen. Danach zur Suppe geben und erneut gut verrühren. Die Gazpacho kann nach Belieben mit Salz und Pfeffer abgeschmeckt werden. Wer will, kann noch nach Geschmack Kräuter hinzufügen.

Kilokalorien pro Portion: 266 kcal
Kohlenhydrate pro Portion : 26 Gramm
Eiweiß pro Portion : 10 Gramm
Fett pro Portion: 10 Gramm

Tomaten aus dem Ofen, mit Schinken-Feta-Füllung

Rezept für 4 Personen
Schwierigkeitsgrad: easy
Ernährungsweise: Low Carb
Benötigt wird: Messer, Küchenwaage, Auflaufform, Schneidbrett, Esslöffel, Küchensieb
Arbeitszeit: ca. 20 Minuten
Backzeit: ca. 20 Minuten

Zutaten:
8 große Tomaten, fest
250 Gramm Hinterkochschinken
300 Gramm Fetakäse
120 Gramm Zucchini
12 mittelgroße, weiße Champignons
2 Zwiebeln
3 EL Olivenöl
Meersalz
Pfeffer

Zubereitung:
Den Backofen auf 180 Grad Celsius mit Ober-/Unterhitze vorheizen.
Die Tomaten gründlich unter fließendem Wasser abwaschen und in einem Küchensieb abtropfen lassen. Danach den Deckel der Tomaten kurz unter dem Stielansatz abschneiden. Die Tomatenkerne vorsichtig mit einem kleinen Löffel herausholen und die Tomaten alle gleichmäßig aushöhlen. Die Zucchini waschen, abtropfen lassen und in kleine Würfel schneiden. Die Champignons vorsichtig mit einem Pinsel reinigen und den Stielansatz mit einem Messer entfernen. Danach die Pilze in kleine Würfel schneiden und beiseite stellen. Jetzt die Zwiebeln enthäuten und in feine Stücke schneiden. Danach den Schinken und den Feta ebenfalls in kleine Stücken bzw. Streifen schneiden. Die Auflaufform bereitstellen und jetzt die aufgeschnittenen Tomaten mit der Mischung aus Zucchini, Champignons, Zwiebeln, Schinken und Feta mit einem großen Löffel befüllen. 1 EL Olivenöl in die Auflaufform geben und danach die gefüllten Tomaten vorsichtig hineinstellen. Im vorgeheizten Backofen auf der untersten Schiene für ca. 15 bis 20 Minuten garen. Danach die gebackenen Tomaten aus dem Ofen nehmen und nochmal mit

etwas Olivenöl beträufeln. Danach können die gefüllten Tomaten serviert werden.

Kilokalorien pro Portion: 421 kcal
Kohlenhydrate pro Portion : 7 Gramm
Eiweiß pro Portion : 32 Gramm
Fett pro Portion: 28 Gramm

Bratkohlrabi mit Spinat-Käsecreme

Rezept für 4 Personen
Schwierigkeitsgrad: easy
Ernährungsweise: Low Carb, Vegan
Benötigt wird: Messer, Küchenwaage, Schneidbrett, Pfanne mit Deckel, Topf
Arbeitszeit: ca. 20 Minuten

Zutaten:
1600 Gramm Kohlrabi
500 Gramm junger Spinat, Tiefkühlware
250 Gramm milder Gorgonzola
200 Gramm Frischkäse
20 Gramm Kokosöl
Salz & Pfeffer

Zubereitung:
Den rohen Kohlrabi in mundgerechte Stücke schneiden. In der Pfanne 1 Esslöffel Kokosöl erhitzen und den rohen Kohlrabi darin scharf anbraten. Unter gelegentlichem Rühren den Kohlrabi ähnlich wie Bratkartoffeln knusprig rösten, so dass er schöne Farbe bekommt. Das kann je nach Größe der Stücke 8 bis 12 Minuten dauern. Den Deckel während dieses Vorgangs immer mal wieder für jeweils 1-2 schließen, so garen die Stücke Kohlrabi besser durch.
Im Topf 1 Esslöffel Kokosöl erhitzen und den gefrorenen Spinat dazu geben. Unter gelegentlichem Umrühren den Spinat auftauen. Wenn der Spinat warm ist, den Frischkäse hinzugeben und darin auflösen. Danach den Gorgonzola hinzugeben und ebenfalls schmelzen lassen. Danach mit Salz und Pfeffer abschmecken.
Den Kohlrabi aus der Pfannen nehmen und mit der Spinat-Käsecreme auf Tellern anrichten.

Kilokalorien pro Portion: 518 kcal
Kohlenhydrate pro Portion : 17, 1Gramm
Eiweiß pro Portion : 26,7 Gramm
Fett pro Portion: 35,6 Gramm

Röstgemüse mit Paprika-Pesto und weißem Mandelmus

Rezept für 4 Portionen
Schwierigkeitsgrad: mittel
Ernährungsweise: Low Carb, Vegan
Benötigt wird: Messer, Küchenwaage, Schneidbrett, Auflaufform, Käsereibe, Esslöffel, Hochleistungsmixer
Arbeitszeit: ca. 40 Minuten
Garzeit: ca. 35 Minuten

Zutaten:
500 Gramm Kohlrabi
500 Gramm rote Zwiebeln
250 Gramm rote Spitzpaprika
100 Gramm scharfes Ajvar
100 Gramm geriebenen Parmesan
Salz & Pfeffer
Zutaten Mandelmus: (ergibt 1 Glas)
200 Gramm Mandeln

Zubereitung Mandelmus:
Die Mandeln vor dem Mixen für 10 bis 15 Minuten in den Backofen bei 120 Grad Celsius geben. Dadurch tritt das Mandelöl schneller aus und das Mahlen wird deutlich einfacher. Anschließend die Mandeln in einem Supermixer (Keinen Pürierstab!) auf höchster Stufe zu feinem Mandelmehl mahlen. Solange mahlen, bis eine feste Konsistenz entsteht, dass kann je nach Gerät bis zu 20 Minuten dauern. Ist es zu dick, etwas Öl hinzugeben. Das Mandelmus kann mit etwas Vanille oder Zimt verfeinert werden.

Zubereitung Röstgemüse:
Den Backofen auf 180 Grad Umluft vorheizen. Während dessen alles Gemüse gründlich waschen und abtropfen lassen. Die Spitzpaprika und den Kohlrabi in mundgerechte Stücke schneiden. Ebenso die Champignons und die Zwiebeln.
Das Pesto zubereiten aus Mandelmus, Ajvar und Parmesan. Alles in einem Schlüsselchen verrühren und gut durchmischen. Das Pesto dann über die Gemüsestücke geben und alles erneut gut vermischen. Dann alles zusammen in die Auflaufform geben und im vorgeheizten Backofen für ca. 30 bis 35 Minuten garen. Während der Garzeit 1-2-mal durchrühren.

Kilokalorien pro Portion: 414 kcal
Kohlenhydrate pro Portion : 23,2 Gramm
Eiweiß pro Portion : 22,9 Gramm
Fett pro Portion: 23,5 Gramm

Überbackener Lauch

Rezept für 4 Portionen

Schwierigkeitsgrad: leicht
Ernährungsweise: Low Carb
Benötigt wird: Messer, Küchenwaage, Schneidbrett, Auflaufform, Schneebesen, Esslöffel, Topf, Küchensieb
Arbeitszeit: ca. 10 Minuten
Garzeit: ca. 20 Minuten

Zutaten:
3 Stangen Lauch
4 Scheiben Schinken
1 Bund Schnittlauch
100 Gramm Reibekäse
1 TL Johannisbrotkernmehl
300 ml Cremefine zum Kochen, 7%
Etwas Muskat
Salz & Pfeffer

Zubereitung:
Den Backofen auf 200 Grad Umluft vorheizen. Den Lauch gut abwaschen, in jeweils 4 Stücke schneiden und anschließend in kochendem Salzwasser für ca. 10 Minuten garen. Danach abgießen, abschrecken und abtrocknen. Anschließend die Schinkenscheiben halbieren und die Lauchstangen damit umwickeln. Dann den umwickelten Lauch in eine Auflaufform legen. In einem Top das Cremefine mit dem Johannisbrotkernmehl geben und unter Rühren langsam aufkochen. Danach noch kurz weiterköcheln lassen. Anschließend mit Muskat, Salz und Pfeffer abschmecken.
Die Soße nun über den Lauch gießen und den Reibekäse gleichmäßig darauf verteilen. Im vorgeheizten Backofen ca. 15 Minuten überbacken. Den Schnittlauch klein hacken und beiseite stellen. Anschließend auf Teller anrichten und mit dem frischem Schnittlauch garnieren.

Kilokalorien pro Portion: 316 kcal
Kohlenhydrate pro Portion : 14,9 Gramm
Eiweiß pro Portion : 19,7 Gramm
Fett pro Portion: 17,8 Gramm

Steakpfanne mit Avocado

Rezept für 4 Portionen
Schwierigkeitsgrad: mittel
Ernährungsweise: Low Carb
Benötigt wird: Pfanne, Messer, Schneidbrett
Arbeitszeit: ca. 20 Minuten

Zutaten:

600 Gramm feste Mini Rispentomaten
2 mittelgroße Zwiebeln
1 Bund Petersilie
2 reife Avocados
4 Esslöffel Limettensaft, Bio
2 Ribeye-Steaks, a 350 Gramm
4 Esslöffel Olivenöl
Salz & Pfeffer

Zubereitung:
Die Tomaten gründlich waschen, trocken tupfen und anschließend halbieren. Die Zwiebeln schälen und in große Würfel schneiden. Anschließend die Petersilie waschen, trocken tupfen und grob hacken. Die Avocados halbieren, den Stein herauslösen und das Fruchtfleisch aus der Schale lösen. Danach die Avocados in Stücke schneiden und mit dem Limettensaft beträufeln. Die Steaks in Streifen schneiden.
Das Öl in einer beschichteten Pfanne erhitzen und die Steakstreifen darin unter gleichmäßigem Wenden ca. 2 Minuten anbraten. Mit Salz und Pfeffer würzen und dann herausnehmen. Im Bratfett nun die Zwiebeln und die Tomatenhälften anbraten, das Fleisch und die Avocados hinzufügen und kurz mit erhitzen. Alles noch einmal kräftig mit Salz und Pfeffer würzen und abschmecken. Danach die Petersilie drüber streuen und sofort servieren. Dazu schmeckt besonders gut frisches Fladenbrot.

Kilokalorien pro Portion: 430 kcal
Kohlenhydrate pro Portion : 4 Gramm
Eiweiß pro Portion : 27 Gramm
Fett pro Portion: 34 Gramm

Hähnchen-Curry mit Erdnuss-Sesam-Brötchen

Rezept für 4 Portionen
Schwierigkeitsgrad: leicht
Ernährungsweise: Low Carb
Benötigt wird: Pfanne, Messer, Schneidbrett, Knoblauchpresse, Backblech
Arbeitszeit: ca. 20 Minuten Curry
Arbeitszeit: ca. 40 Minuten für die Brötchen

Zutaten für die Erdnuss-Sesam-Brötchen (6 Stück):
200 Milliliter Mineralwasser mit Kohlensäure
50 Gramm Erdnussmus
2 Eier, Größe M
65 Gramm Haferkleie
30 Gramm Kokosmehl
40 Eiweißpulver Natural
15 Gramm Flohsamenschalen

25 Gramm Sesam
1 Teelöffel Salz
2 Teelöffel Backpulver

Zubereitung Brötchen:
Den Backofen auf 175 Grad Celsius Umluft vorheizen und 1 Backblech mit Backpapier auslegen.
Alle Zutaten zusammen vermischen und mit nassen Händen 6 Brötchen formen. Falls der Brötchenteig noch zu weich ist, dann für einige Minuten stehen lassen und die Zutaten können weiter aufquellen. Wenn der Teig fest genug ist, kann es weitergehen. Die Brötchen auf das Backblech legen und mit Sesam bestreuen. Für 30 Minuten im Ofen backen und nach Geschmack noch lauwarm servieren.

Zutaten für das Curry:
1 mittelgroße Zwiebel
1 Knoblauchzehe
3 mittelgroße, feste Strauchtomaten
500 Gramm Hähnchenfilet
2 Esslöffel Olivenöl
1-2 Esslöffel scharfes Currypulver
425 ml cremige Kokosmilch (1 Dose)
250 Gramm junger Spinat, frisch
2 Scheiben frischer Ingwer
Salz & Pfeffer
Zucker

Zubereitung Curry:
Die Zwiebel schälen und fein würfeln. Den Knoblauch schälen und durch eine Knoblauchpresse drücken. Die Tomaten waschen, abtrocknen und in kleine Würfel schneiden. Danach das Fleisch kurz abwaschen, trocken tupfen und in mittelgroße Würfel schneiden. Das Öl in einer großen Pfanne erhitzen und das Fleisch darin unter Wenden für ca. 4-5 Minuten anbraten. Dann die Zwiebeln, den Ingwer und den gepressten Knoblauch dazugeben. Nach 2 Minuten mit dem Currypulver bestäuben und kurz andünsten. Die Tomatenwürfel dazugeben und alles für ca. 3-4 Minuten bei mittlerer Hitze weitergaren. Mit Kokosmilch ablöschen und noch weitere 10 Minuten garen. Dann alles mit Salz und Pfeffer nach Belieben abschmecken.

Kilokalorien pro Portion: 430 kcal
Kohlenhydrate pro Portion : 4 Gramm
Eiweiß pro Portion : 27 Gramm
Fett pro Portion: 34 Gramm
Angaben für die Brötchen
Kilokalorien pro Brötchen: 186 kcal
Kohlenhydrate pro Brötchen: 8,6 Gramm
Eiweiß pro Brötchen: 13,9 Gramm
Fett pro Brötchen: 9,3 Gramm

Griechischer Salat im Glas mit luftigem Fladenbrot

Rezept für 4 Portionen
Schwierigkeitsgrad: mittel
Ernährungsweise: Low Carb, Vegan
Benötigt wird: Pfanne, Messer, Schneidbrett, Backblech, 4 verschließbare Gläser a jeweils 900 ml Volumen, Spiralschneider
Arbeitszeit: ca. 15 Minuten Griechischer Salat
Arbeitszeit: ca. 40 Minuten für das Fladenbrot

Zutaten für das Fladenbrot
100 Gramm Frischkäse, 0,2%
3 Eier, M
1 Esslöffel Flohsamenschalenpulver
1 Esslöffel Backpulver
50 Gramm geriebenen Käse
Heller Sesam
Chia-Samen
1 Prise Salz
Etwas Öl

Zubereitung Fladenbrot
Den Backofen auf 150 Grad Celsius Umluft vorheizen und 1 Backblech mit Backpapier auslegen.
Die Eier in zwei getrennte Schüssel trennen, dann das Eiweiß steif schlagen. Den Frischkäse, das Flohsamenschalenpulver und das Backpulver nacheinander zu dem Eigelb geben und gut vermischen, anschließend gut salzen. Danach der gut vermischten Menge den geriebenen Käse unterrühren und anschließend vorsichtig und mit viel Ruhe das steife Eiweiß unterheben. Je vorsichtiger dieser Vorgang abläuft, umso luftiger wird das Fladenbrot.
Das Backpapier mit einem Küchentuch abreiben und mit einem Tropfen Öl einreiben. (nur ganz wenig), damit die Fladenbrote nach dem Backen nicht kleben.
Die Teigmasse in 4 gleichgroße Fladenbrote auf dem Backblech verteilen und dabei ca 1 cm Höhe der Brote einhalten. Danach die rohen Teigbrote mit Sesam oder/und Chia-Samen oder anderen Körnern bestreuen.
Die Fladenbrote für ca. 25 Minuten im vorgeheizten Backofen garen und dabei immer im Auge behalten. Wenn die Fladenbrote anfangen braun zu werden, dann aus dem Ofen nehmen und abkühlen lassen.

Zutaten für den griechischen Salat:
4 Esslöffel Olivenöl
8 Esslöffel Essig
4 Esslöffel Zitronensaft
Meersalz
Pfeffer aus der Mühle

2 Bio-Salatgurken
2 kleine gelbe Paprika
240 Gramm Feta Käse aus Schafsmilch
2 kleine rote Zwiebeln
4 kleine Zucchini
150 Gramm schwarze Oliven ohne Kern

Zubereitung:
Zuerst die vier Gläser heiß abspülen und gut abtrocknen lassen. Dann wird das Dressing zubereitet: 2 Esslöffel Wasser, mit dem Olivenöl, das Essig und den Zitronensaft vermischen. Mit Salz und Pfeffer kräftig abschmecken. Die Gurken waschen und in kleine Würfel schneiden. Die Paprika waschen, entkernen und ebenfalls in kleine Stücke schneiden. Den Feta würfeln und die roten Zwiebeln schälen und in feine Streifen schneiden. Die Zucchini waschen und mit einem Spiralschneider zu Spiralnudeln verarbeiten.
Das Dressing kommt zuerst zu gleichen Teilen in die Gläser, dann die Gurke, Paprika, Oliven und die roten Zwiebeln in gleichen Teilen aufschichten. Mit Feta und den Zucchininudeln abschließen und das Glas verschließen. Bis zum Verzehr kühl stellen, das ist auch gut, damit das Dressing gut durchziehen kann. Danach den Glasinhalt zum Servieren auf einen tiefen Teller stürzen und nochmal mit dem Meersalz und Pfeffer aus der Mühle abschmecken. Dazu das ofenwarme Fladenbrot servieren.

Kilokalorien pro Portion: 380 kcal
Kohlenhydrate pro Portion : 13 Gramm
Eiweiß pro Portion : 16 Gramm
Fett pro Portion: 25 Gramm

Angaben für die Fladenbrote:
Kilokalorien pro Fladenbrot: 250 kcal
Kohlenhydrate pro Fladenbrot: 4,8 Gramm
Eiweiß pro Fladenbrot: 23 Gramm
Fett pro Fladenbrot: 15,5 Gramm

Sizilianischer Hühnertopf mit zweierlei Bohnen

Rezept für 4 Portionen
Schwierigkeitsgrad: mittel
Ernährungsweise: Low Carb
Benötigt wird: Pfanne, Messer, Schneidbrett, Küchensieb, Dosenöffner, 1 großer Topf, 1 mittelgroßer Topf, 1 Auflaufform
Arbeitszeit: ca. 50 Minuten

Zutaten:
600 Gramm feste Rispentomaten
2 Knoblauchzehen

6 Teelöffel Olivenöl
2 Teelöffel Tomatenmark
4 Zweige Basilikum
700 Gramm grüne Bohnen, frisch
1 Dose weiße Bohnen, 125 Gramm
500 Gramm Hähnchenbrustfilet
1 Mozzarella
40 Gramm geriebener Parmesan

Zubereitung:
Den Backofen auf 200 Grad Umluft vorheizen.

Die Tomaten waschen und grob würfen, dann den Knoblauch schälen und sehr fein würfeln. Beides in einem Topf mit 1 Esslöffel Öl anschwitzen und anschließend das Tomatenmark unterrühren. Alles kurz anbraten, dann die frischen Tomaten dazugeben und alles im offenen Topf bei mittlerer Temperatur für ca. 20 Minuten köcheln lassen. Mit Salz und Pfeffer abschmecken und das grob gehackte Basilikum unterrühren.
Die grünen Bohnen abspülen und gut putzen. Anschließend in kochendem Salzwasser für ca. 6 bis 8 Minuten auf höchster Stufe garen, so dass sie noch knackig sind. Abgießen und abtropfen lassen. Die weißen Bohnen in ein Sieb gießen, abspülen und auch abtropfen lassen. Das Hähnchenbrustfilet abspülen unter kaltem Wasser, mit einem Küchentuch trocken tupfen und in 4-6 gleichgroße Stücke schneiden. In einer großen Pfanne das restliche Olivenöl erhitzen und das Fleisch daran auf jeder Seite kurz aber scharf anbraten bis es schön gebräunt ist. Mit Salz und Pfeffer würzen.
Die Hähnchenbrust und beide Bohnensorten in einer flachen Auflaufform gleichmäßig verteilen und die Tomatensauce darüber verteilen. Den Mozzarella fein mit den Händen zerzupfen, mit dem Parmesan bestreuen und als Abschluss oben drauf schichten. Alles im vorgeheizten Backofen für 15 bis 20 Minuten überbacken.

Kilokalorien pro Portion: 460 kcal
Kohlenhydrate pro Portion : 18 Gramm
Eiweiß pro Portion : 48 Gramm
Fett pro Portion: 30 Gramm

Rinderfilets mit Süßkartoffelpüree und Rosenkohl

Rezept für 4 Portionen
Schwierigkeitsgrad: pfiffig
Ernährungsweise: Low Carb
Benötigt wird: Pfanne, Messer, Schneidbrett, Kartoffelreibe, 1 kleiner Topf, 1 großer Topf, Backgitter, Sparschäler, Passiersieb, Eiswürfel für Eiswasser
Arbeitszeit: ca. 90 Minuten

Zutaten für das Rinderfilet:

1 Kilo Rinderfilet
Salz & Pfeffer
Zutaten für die Soße:
1 Esslöffel Olivenöl
1 Esslöffel Butter
250 Gramm Zwiebeln
120 Gramm Karotten
120 Gramm Staudensellerie
1 Stück Knoblauchzehe
1 Esslöffel Tomatenmark
250 Milliliter Portwein
500 Milliliter Rotwein
2 Liter Rinderfond
3 Stück Rosmarinzweige
2 Stück Thymianzweige
2 Stück Lorbeerblätter
6 Stück Wacholderbeeren
15 Stück Pfefferkörner
1 Stück Kartoffel

Zutaten für das Sellerie-Süßkartoffelpüree:
350 Gramm Sellerie
350 Gramm Süßkartoffeln
1 Stück Zwiebel
1 Esslöffel Butter
120 Milliliter Weißwein
1 Liter Gemüsebrühe
1 Stück Rosmarinzweig
1 Stück Thymianzweig
1 Prise Muskatnuss
120 Milliliter Sahne
1 Stück Lorbeerblatt
Salz & Pfeffer

Zutaten für die Garnitur:
2 Stück Kirschtomaten
500 Gramm Rosenkohl
1 Prise Zucker
1 Esslöffel Butter

Zubereitung:
Den Backofen auf 100 Grad Umluft vorheizen.
Die Rinderfilets parieren und mit Salz und Pfeffer würzen. In einer nicht zu heißen Pfanne die Filets von allen Seiten knusprig anbraten. Danach im Backkofen auf einem Gitter mit einigen Zweigen Rosmarin und Thymian garen, bis

die Kerntemperatur des Fleisches bei 58 Grad liegt. Anschließend alles aus dem Ofen nehmen und für ca. 5 Minuten ruhen lassen.
Öl und Butter in einem großen Topf erhitzen und das Gemüse dazugeben und anrösten. Danach das Tomatenmark untermischen und alles mit Portwein und Rotwein ablöschen und noch einmal alles anrösten. Dann den Rinderfond dazugeben und mit Salz, Pfeffer, Lorbeer, Thymian und Rosmarin würzen.
Jetzt die Kartoffeln schälen und fein in einen Topf reiben. Das ganze ca. 90 Minuten köcheln lassen, abschmecken mit Salz und Pfeffer und mit etwas Butter verfeinern.
Die Sellerie und die Süßkartoffeln schälen und in grobe Würfel schneiden. Die Zwiebeln schälen und kleinschneiden, in einem Topf in Butter anschwitzen und mit Weißwein ablöschen. Danach das Gemüse und die Brühe dazugeben, den Rosmarin und den Thymian mit in den Topf geben und alles ca. 20 Minuten weich garen. Die Flüssigkeit abgießen und Rosmarinzwei und Thymianzweig entfernen. Soviel Flüssigkeit wieder dazugeben bis das ganze sämig ist und mit Salz, Pfeffer und Muskatnuss abschmecken.
Für die Garnitur die Kirschtomaten in einer kleinen Pfanne mit Butter und Zucker karamellisieren. Den Rosenkohl im Salzwasser kurz blanchieren und danach im Eiswasser abschrecken. 150 Gramm des Rosenkohls säubern, vierteln und den Strunk entfernen. Danach in einer Schüssel mit Salz und Pfeffer gut würzen und darin für ca. 30 Minuten ziehen lassen. Abschließend in einer Pfanne den Rosenkohl mit Butter kurz anbraten.
Zum Anrichten kommt etwas Püree auf einen Teller, der Rosenkohl wird um das Püree gestreut und dann das Fleisch in Scheiben angelegt. Danach wird das Ganze mit Soße umgossen und serviert.

Kilokalorien pro Portion: 355 kcal
Kohlenhydrate pro Portion : 2,9 Gramm
Eiweiß pro Portion : 4 Gramm
Fett pro Portion: 5,2 Gramm

Bauern Omelette

Rezept für 4 Portionen, ergibt 2 große Omelette
Schwierigkeitsgrad: mittel
Ernährungsweise: Low Carb
Benötigt wird: Omelettepfanne, Messer, Schneidbrett
Arbeitszeit: ca. 40 Minuten

Zutaten:
2 mittelgroße Karotten
2 mittelgroße Kartoffeln
2 mittelgroße Zwiebeln
80 Gramm geräucherter Speck
2 mittelgroße Schalotten
6 mittelgroße Eier
10 Halme Petersilie
Salz & Pfeffer

2 Esslöffel Olivenöl

Zubereitung:
Die Karotten, die Kartoffeln, die Zwiebeln waschen, schälen und in kleine Würfel schneiden. In einer Omelettpfanne etwas Öl erhitzen und bei mittlerer Hitze das Gemüse anrösten, bis es leicht braun ist. Dann den Speck und die Schalotten dazu geben und ab und zu umrühren. Währenddessen die Eier aufschlagen und leicht verquirlen. Nach 2 Minuten die leicht geschlagenen Eier in die Pfanne einrühren und mit Salz und Pfeffer abschmecken. Warten, bis das Ei am Rand der Pfanne stockt. Mit einem Holzlöffel die Teile umklappen, die schon durch sind. Das wird etwa 3-mal wiederholt, bis das Omelette fest ist, aber in der Mitte immer noch weich und cremig ist. Die Petersilie waschen und fein hacken. Serviert wird das Omelette umgedreht auf einem Teller.

Kilokalorien pro Portion:216 kcal
Kohlenhydrate pro Portion : 3,46 Gramm
Eiweiß pro Portion : 24,4 Gramm
Fett pro Portion: 21,4 Gramm

Kokosnussbrot

Zutaten für ca. 15 Scheiben:

100g Kokosnussmehl

6 Eier

125g weiche Butter

1 TL Backpulver

2 TL Zuckeraustauschstoff

1/2 TL Salz

Zubereitung:

7. Heizen Sie den Backofen auf 180 Grad vor.
8. Geben Sie bitte den Zuckeraustauschstoff, die Eier und auch die geschmolzene Butter in eine Schüssel und verrühren Sie diese gut mit einem Handrührgerät.
9. Nun geben Sie nach und nach die übrigen Zutaten hinzu, bis ein glatter Teig ohne Klumpen entsteht.
10. Geben Sie den Teig nun bitte in eine kleine, gefettete Kastenform.
11. Backen Sie das Kokosnussbrot für etwa 40 Minuten.
12. Alternativ können Sie auch aus dem Teig Brötchen anfertigen. Formen Sie einfach 7 bis 9 kleine Bällchen, platzieren Sie Diese auf dem Backpapier und schneiden Sie die Brötchen mit einem feuchten Messer kreuzweise ein. Diese lassen Sie bei 180 °C etwa 25 Minuten backen.

Nährwerte pro Scheibe:134 kcal | 4 g KH | 11 g F | 7 g EW

Kerniges Low-Carb Brot

Zutaten für 1 Brotlaib:

50 g Sonnenblumenkerne

50 g geschrotete Leinsamen

50 g Weizenkleie

50 g neutrales Eiweißpulver

2 Eier, Größe M

250 g Magerquark

1 gehäufter TL Backpulver

1 TL Salz

Zubereitung:

9. Bitte heizen Sie den Ofen auf 200°C vor.
10. Vermengen Sie die Sonnenblumenkerne, die Weizenkleie, die geschroteten Leinsamen und das Eiweißpulver.
11. Geben Sie den Quark und die Eier dazu. Kneten Sie alles zu einem Teig zusammen. Den Teig lassen Sie 10 Minuten ziehen. Lassen Sie bitte die Leinsamen quellen, damitder Teig festere Konsistenz annimmt.
12. Danach formen Sie einen Brotlaib und backen diesen für 40 Minuten im vorgeheizten Backofen.
13. Verwenden Sie dafür ein Rost mit Backpapier.
14. Wenn Sie mögen, können Sie das Brot vor dem Backen mit einem Messer einschneiden und das ruhig etwas tiefer. Den Brotlaib bestreuen Sie dann mit den Sonnenblumenkernen.
15. Sie können natürlich auch andere Kerne z.B. Kürbiskerne, zerkleinerte Walnüsse, Sesam, usw. verwenden
16. Am besten Sie nehmen Nüsse, die wenige Kohlenhydrate enthalten.

Nährwerte pro Brotlaib:1036 kcal | 31 g KH | 49 g Fett | 106 g EW

Low Carb Brot

Zutaten für 1 Brotlaib:

4 Eier

1 TL Natron

200 g Joghurt

60 ml Olivenöl

500 g gemahlene Walnüsse

1 TL Meersalz

Zubereitung:

1. Verrühren Sie bitte Eier, Olivenöl, Natron, Meersalz und Joghurt.
2. Fügen Sie dann die Walnüsse hinzufügen und verarbeiten alles zu einem gleichmäßigen Teig.
3. Legen Sie eine Kastenform (mindestens 25 cm) mit Backpapier aus und befüllen diese mit dem Teig.
4. Stellen Sie die Form in den Ofen und backen Sie das Brot 65 Minuten bei 175°C Heißluft.
5. Heizen Sie den Ofen nicht vor!
6. Legen Sie das Brot nach dem Backen zum Auskühlen sofort auf ein Gitter.

Nährwerte pro Brotlaib:4653 kcal | 31 g KH | 433 g F | 100 g EW

Dinkel-Sonnenblumen Brot

Zutaten für 2 Portionen:

50 g Vollkornmehl Dinkel

20 g geschrotete Leinsamen

50 g Sonnenblumenkerne

50 g Eiweißpulver

30 g Hafer Vollkornflocken

250 g Magerquark

2 Eier Größe M

1 Prise Salz

1 TL Backpulver

1 TL fruchtiges Olivenöl

Zubereitung:

6. Geben Sie das Dinkelmehl, die geschroteten Leinsamen, die Sonnenblumenkerne, das Eiweißpulver und die Hafervollkornflocken sowie das Backpulver in einer Schüssel und vermengen Sie alle Zutaten gründlich.
7. Nun geben Sie den Quark und die Eier in einer anderen Schüssel und vermengen alles gut. Haben Sie nun die Quark-Eier-Mischung unter die trockenen Zutaten in der anderen Schüssel.
8. Der Teig muss jetzt ca. 15 Minuten bei einer Zimmertemperatur stehen gelassen werden.
9. Nun formen Sie einen Laib Brot aus dem Teig.
10. Den Teig mit einem Messer der Länge nach einritzen. Jetzt noch mit Olivenöl etwas bestreichen im Ofen bei 160°C Umluft ca. 45 min backen lassen.

Nährwerte pro Portion:114 kcal | 8 g KH | 5 g F | 11 g EW

Low Carb Vollkorn-Brot

Zutaten für einen Laib Brot

130 g Mandelmehl (teilentölt)

65 g Kürbiskernmehl (teilentölt)

4 EL Leinsamen (gemahlen)

30 g Johannisbrotkernmehl

125 g Joghurt

5 Eier

60 g zerlassene Butter

Sonnenblumenkerne

1 Päckchen Backpulver

2 EL Brotgewürz (Koriander, Fenchel, Anis)

1/2 TL Salz

Zubereitung:

1. Geben Sie das Mandelmehl, Kürbiskernmehl, gemahlenen Leinsamen, Backpulver, Johannisbrotkernmehl, Brotgewürz und Salz in eine Schüssel und verrühren Sie alles gut miteinander.
2. Als nächstes lassen Sie Butter in einem Topf schmelzen und geben diese zu der Masse.
3. Schlagen Sie bitte die Eier auf und geben Sie die ebenfalls, zusammen mit dem Joghurt, dazu.
4. Verrühren Sie jetzt alles miteinander zu einer homogenen Masse.
5. Jetzt fetten Sie eine ca. 15 lange Kastenform mit Butter ein und legen sie mit Sonnenblumenkernen aus.
6. Anschließend füllen Sie bitte den Teig ein und backen das Brot für 50 Minuten bei 175 Grad (Ober-/Unterhitze).
7. Danach nehmen Sie es heraus und lassen es auf einem Kuchengitter vollständig auskühlen.

Nährwerte für ein Laib:1749 kcal |34 g KH| 112 g Fett | 143 g EW

Gegrillter Lachs mit Zuchhininudeln

Zutaten:

300 g Lachsfilet; 3 Zucchini; Salz & Pfeffer

Zubereitung:

Zucchini schälen, mit einem Spiralschneider zu Nudeln verarbeiten und in einer Schüssel beiseitestellen.

Als Nächstes die Lachsfilets waschen, trocken tupfen und von beiden Seiten mit Salz und Pfeffer würzen. Anschließen in etwas Öl in einer Pfanne von beiden Seiten durchbraten und zu den Nudeln servieren.

Broccoli-Käse-Suppe

Zutaten:

100 g Brokkoli; 50 g Schmelzkäse; 1 EL ungesalzene Butter; 1/4 Tasse Kartoffelpüreepulver; Salz & Pfeffer

Zubereitung:

Zunächst den Brokkoli in kleine Stücke schneiden und anschließen in Wasser weich kochen. Danach mit einem Pürierstab zu einer Creme rühren und das Kartoffelpüreepulver untermengen.

Butter und Käse hinzufügen. Ist die Suppe zu dick, kann etwas Wasser hinzugegeben werden. Am Ende alles mit Salz und Pfeffer abschmecken.

Gefüllte Paprika mit Hack und Gemüse

Zutaten:

2 Paprikaschoten; 50 g Rindergehacktes; 2 EL Tomatenmark; 1 Bund Schnittlauch; Öl; Salz & Pfeffer

Zubereitung:

Deckel der Paprikaschoten abtrennen, Schoten entkernen, waschen und abtrocknen.

In einer Pfanne das Hackfleisch in etwa Öl anbraten. Tomatenmark hinzufügen sowie 1/2 Tasse Wasser. Schnittlauch in kleine Stückchen schneiden und in die Pfanne geben. Gut umrühren und unter ständigem Umrühren so lange kochen, bis die das Wasser verdampft ist. Mit Salz und Pfeffer abschmecken.

Hackfleischmischung in die Paprikaschoten geben und beide im Backofen bei 150 Grad für ca. 20 Minuten knusprig backen.

Avocado-Walnuss-Tomaten-Salat

Zutaten:

1 reife Avocado; 2 mittelgroße Tomaten; 2 Kopfsalat-Blätter; 1/2 Tasse kleingehackte Walnusskerne; 1 TL Orangensaft; 1 TL Pflanzenöl; Salz & Pfeffer

Zubereitung:

Avocado schälen, Kern entfernen, in mundgerechte Stücke schneiden und in eine Schüssel geben. Tomaten waschen, in klein Stücke schneiden und zur Avocado geben.

Kopfsalat waschen, in kleine Stücke zupfen und zusammen mit den Walnusskernen, Orangensaft und Öl unter die Zutaten in der Schüssel vermengen. Mit Salz und Pfeffer abschmecken.

Blumenkohl-Reis mit Hähnchenbrust und Gemüse

Zutaten:

200 g Blumenkohl; 100 g Hähnchenbrust; 2 Pilze; 1 Tasse Kaisergemüse; 1 TL Kurkuma; Öl; Salz & Pfeffer

Zubereitung:

Blumenkohl waschen und trocken tupfen. Danach in kleinere Stücke schneiden und in der Küchenmaschine zerkleinern (in Form von Reiskörnern). Etwas Öl in einer Pfanne erhitzen und den Blumenkohl unter Wenden für 5 Minuten abraten. 4 EL Wasser hinzufügen und bei geschlossenem Deckel für weitere 5-10 Minuten dämpfen.

Nun wird die Hähnchenbrust gewaschen, abgetrocknet und in kleine längliche Stücke geschnitten. Pilze ebenfalls waschen, abtrocknen und klein hacken. Fleisch und Pilze mit Kurkuma, Salz und Pfeffer würden und in etwas Öl durchbraten. Gemüse hinzufügen und unter Wenden erwärmen. Zum Blumenkohl servieren.

Kürbissuppe

Zutaten:

1/4 Hokkaidokürbis; 1 mittelgroße Karotte; 300 ml Hühnerbrühe; 1 EL Kokosmilch; 1 Knoblauchzehe (gepresst); Öl, Salz & Pfeffer

Zubereitung:

Karotten schälen und zusammen mit dem Kürbis in kleine Stücke schneiden. In etwas Öl kurz in einer Pfanne andünsten und danach die Brühe hinzufügen. Bei geschlossenem Deckel alles weich kochen.

Im Anschluss pürieren und die Kokosmilch zusammen mit dem Knoblauch untermengen. Am Ende mit Salz und Pfeffer abschmecken.

Überbackene Aubergine mit Füllung

Zutaten:

1 Aubergine; 50 g Rinderhackfleisch; 4 EL Tomatenmark; 4 EL Olivenöl; 1/2 Paprikaschote; 4 Oliven; Pizzakäse (fettarm); Salz & Pfeffer

Zubereitung:

Aubergine waschen, trocken tupfen, länglich durchschneiden und auslöffeln. Danach von allen Seiten salzen und auf ein Backblech platzieren.

Hackfleisch in etwas Öl anbraten und Tomatenmark hinzufügen. Paprikaschote und Oliven waschen und in kleine Würfel schneiden. Unter das Hackfleisch rühren. 1/2 Tasse Wasser hinzufügen und kochen, bis verdampft ist.

Die Hackfleischmischung auf die Auberginen geben, mit etwas Käse belegen und im Ofen bei 150 Grad für 35 Minuten backen.

Bunter Mischsalat

Zutaten:

1 Salatgurke; 1 mittelgroße Zwiebel; 1 Paprikaschote (gelb); 1 Fleischtomate; 1 Handvoll Kopfsalat; 2 EL Pflanzenöl; 1 EL Balsamico; 1 Prise Paprikapulver; Salz & Pfeffer

Zubereitung:

Gurken und Zwiebeln schälen und in kleine Würfel schneiden. Paprikaschote waschen, entkernen und ebenfalls klein schneiden. Tomate und Kopfsalat waschen und in grobe Stücke hacken. Alles in eine Schüssel geben.

Nun Öl, Balsamico, Paprika sowie etwas Salz und Pfeffer vermengen und auf den Salat geben.

Blumenkohl-Pizza

Zutaten:

300 g Blumenkohl; 100 g Pizzakäse (fettarm); 1 Ei; 4 Knoblauchzehen (fein gehackt); 1 EL Olivenöl; 1 Dose gehackte Tomaten; 2 Pilze; 4 Scheiben Putensalami; 2 TL Oregano; 1/2 TL Salz

Zubereitung:

Blumenkohl waschen, trocken tupfen und in kleine Stücke schneiden. Zusammen mit etwas Wasser in einer Küchenmaschine zu einem Grieß verrühren. Den Grieß mit einem Ei zu einer dicken Paste vermengen und auf ein mit Backpapier ausgelegtem Backblech auslegen.

Pilze waschen und in dünne Scheiben schneiden. Tomaten in einer Schüssel mit Oregano, Knoblauch und Salz vermengen. Pizzaboden damit bestreichen und anschließen mit den restlichen Zutaten belegen. Die Pizza im Backofen bei 200 Grad und Ober-/Unterhitze knusprig backen

Caesar Salad mit Nüssen

Zutaten:

1 Kopf Romanasalat; 2 Knoblauchzehen (gepresst); 1 Ei; 1 EL Dijonsenf; 1 TL Zitronensaft; 1 TL Pflanzenöl; 1 EL Parmesan; 1/2 Tasse Cashewnüsse; Pfeffer

Zubereitung:

Blätter des Romanasalats trennen, waschen, klein zupfen und in eine Schlüssel geben. Cashewkerne klein hacken und zusammen mit den restlichen Zutaten unter den Salat geben. Zum Schluss mit etwas Pfeffer würzen.

Frühlingsrollen

Zutaten:

1 Kohlkopf; 250 g Putenhack; 1 große Zwiebel (gehackt); 1 EL gehackte Petersilie; 1 Knoblauchzehe (gepresst); 1 EL Pflanzenöl; 1 TL Zitronensaft; Salz & Pfeffer

Zubereitung:

In einen großen Topf Wasser mit etwa Salz zum Kochen bringen. Zusätzlich eine Schüssel mit Eiswasser bereitstellen. Nun werden die Blätter vom Kohl getrennt. Diese danach für zwei Minuten ins kochende Wasser geben und anschließen für weitere zwei Minuten ins Eiswasser. Danach werden die Blätter auf Küchenpapier ausgelegt.

In einer Pfanne werden Hack, Zwiebel und Knoblauch in dem Öl kurz angebraten. Danach Petersilie und Zitronensaft hinzufügen und mit Salz und Pfeffer abschmecken.

Nun werden die Kohlblätter jeweils mit einer kleinen Menge der Hackmischung belegt und danach zu einer Frühlingsrolle zusammengerollt.

Frühlingssalat

Zutaten:

4 Kopfsalat-Blätter; 100 g Brokkoli; 1 Bund Lauchzwiebel; 2 mittelgroße Tomaten; 1 mittelgroße Zwiebel; 1 EL Zitronensaft; 1 Knoblauchzehe (gehackt); 5 EL Olivenöl; 1 Rote Beete; Meersalz & Pfeffer;

Zubereitung:

Brokkoli waschen, abtrocknen und in kleine Stücke hacken. Nun das Olivenöl in einer Pfanne erhitzen und den Brokkoli zusammen mit dem Knoblauch für zehn Minuten unter Wenden anbraten. Alles in eine Schüssel geben.

Zwiebel schälen, mit der roten Beete und den Tomaten in dünne Scheiben schneiden und zum Brokkoli geben. Schnittlauch säubern, klein hacken und unterrühren.

Kopfsalat waschen, in mundgerechte Stücke zupfen und zum Salat geben. Am Ende alles mit etwas Salz und Pfeffer würzen.

Salat-Burger

Zutaten:

8 Eisbersalat-Blätter; 300 g Rindergehacktes; 1 mittelgroße Zwiebel; 4 Schreiben Schmelzkäse; 1 große Tomate; Pflanzenöl; Salz

Zubereitung:

Hackfleisch würzen, zu dünnen Buletten formen und in etwa Öl von beiden Seiten durchbraten.

Zwiebel schälen und mit den Tomaten in dünne Scheiben schneiden. Nun den Burger mit Zwiebeln, Tomaten und Käse belegen. Die Salatblätter dienen als Brotersatz.

Knuspriger Rosenkohlsalat

Zutaten:

500 g Rosenkohl; 1 Tasse Pinienkerne; 2 rote Zwiebeln (klein gehackt); 1/2 Tasse getrocknete Tomaten; 2 Knoblauchzehen (gepresst); 1 EL Weißweinessig; 1 EL Tomatenketchup; Öl; Salz & Pfeffer

Zubereitung:

Rosenkohl in Wasser bissfest garen, dann entnehmen, mit kaltem Wasser abspülen und in eine Schüssel geben. Pinienkerne in einer Pfanne in etwas Öl kurz anrösten. Rosenkohl, Pinienkerne und die restlichen Zutaten in einer Schüssel vermengen und nach Geschmack würzen.

Chickennuggets mit Dip

Zutaten:

400 g Hähnchenbrust; 2 EL Kokosöl; 1 Ei; 1 Tasse Mandelmehl (oder gemahlene Mandeln); 4 EL Tomatenmark; 1 EL Honig; 1 Knoblauchzehe (gepresst); Salz und Pfeffer;

Zubereitung:

Hähnchenbrust waschen, trocken tupfen und in grobe Stücke schneiden. Das Ei in eine Schüssel geben und verquirlen. Danach die Hähnchenstücke zuerst im Ei, dann im Mehl wenden und anschließend in Öl durchbraten.

Für den Dip werden Ketchup, Honig, Tomatenmark, Knoblauch und etwas Salz und Pfeffer vermengt.

Warmer Grünkohlsalat

Zutaten:

400 g Grünkohl; 2 mittelgroße Zwiebeln; 2 Knoblauchzehen (gehackt); 2 EL Weißweinessig; 1 TL Honig; 2 EL Pflanzenöl; 4 EL Senf (mittelscharf); 100 ml Gemüsebrühe; Salz & Pfeffer

Zubereitung:

Grünkohl waschen und fein schneiden. Danach in der Gemüsebrühe fünf Minuten kochen. Anschließend absieben und in eine Schüssel geben. Zwiebel schälen und fein hacken. Als Nächstes die Zwiebel mit den restlichen Zutaten unter den Grünkohl geben und nach Geschmack würzen.

Hähnchenschenkel mit Beilage

Zutaten:

2 Hähnchenschenkel; 4 EL Paprikapulver; 1 EL Knoblauchpulver; 1 EL Honig; 1/4 Tasse Erbsen; 1/2 Paprikaschote; 1 mittelgroße Zwiebel; 2 EL Pflanzenöl; Salz & Pfeffer

Zubereitung:

Hähnchenschenkel waschen, trocken tupfen und mit Salz, Pfeffer, Paprika- und Knoblauchpulver würzen und mit Honig übergießen. Auf ein Backblech legen und von beiden Seiten durchgaren.

Paprikaschote waschen, entkernen und in mundgerechte Stücke schneiden. Zwiebel schälen, in dünne Streifen schneiden und zusammen mit der Paprika und den Erbsen in einer Pfanne mit in etwas Öl unter Wenden anrösten. Zu den Hähnchenschenkeln servieren.

Pikanter Salat mit Joghurt-Honig-Dressing

Zutaten:

1 Salatgurke; 2 Eisbergsalat-Blätter; 1 mittelgroße Karotte; 1 TL Ingwer (gerieben); 1 Tasse Joghurt (fettarm); 2 EL Honig; 1/4 Tasse Orangensaft; Salz

Zubereitung:

Gurke schälen und in dünne Scheiben schneiden. Karotte ebenfalls schälen und klein raspeln. Salatblätter waschen und in kleine Stücke zupfen. Alles in eine Schüssel geben und mit den übrigen Zutaten vermengen.

Quinoa-Pfanne

Zutaten:

150 g Quinoa; 150 ml Gemüsebrühe; 1/4 Tasse Mais; 1 Chilischote; 2 Knoblauchzehen (gehackt); 1 Tasse Kidneybohnen; 2 Fleischtomaten; 4 EL Pflanzenöl; 1/4 Tasse gehackte Petersilie; Meersalz

Zubereitung:

Quinoa in der Gemüsebrühe kochen. Eventuell absieben. Tomaten und Chilischoten in kleine Stücke schneiden und unter das Quinoa mischen.

Kidneybohnen, Mais und Knoblauch in einer Pfanne in Öl kurz anbraten. Danach alle Zutaten in einer Schüssel vermengen und mit Salz abschmecken.

Selbstgemachte Gemüsechips

Zutaten:

2 Karotten; 2 Zucchini; 4 Rote Beeten; Meersalz; Paprikapulver; Kurkuma; 8 EL Olivenöl

Zubereitung:

Zucchini waschen, trocken tupfen. Karotten schälen, waschen und trocknen. Beides zusammen mit den roten Beeten in dünne Scheiben schneiden. Alles auf einem mit Backpapier ausgelegten Backblech verteilen, mit Öl bestreichen und würzen. Danach im Backofen unter Wenden bei 170 Grad knusprig backen.

Rührei mit Lachs

für 4 Portionen:

- 8 Eier
- 2 EL Sojasauce
- Salz
- Cayennepfeffer
- 2 El frisch gehackter Dill
- 200 g geräucherter Lachs

- 3 Frühlingszwiebeln

- 3 EL Öl

- Korianderblättchen zum Garnieren

Zubereitung:

- Eier mit Sojasauce, etwas Salz, Cayennepfeffer und Dill verquirlen

- Frühlingszwiebeln waschen, trocknen, putzen und in Ringe schneiden

- Lachs in Streifen schneiden

- Öl in einer Pfanne erhitzen und die Frühlingszwiebeln darin andünsten

- Die verquirlten Eier und die Lachsstreifen hinzufügen und alles garen, bis die Eier zu stocken beginnen

- Das Rührei mit Korianderblättchen garniert servieren

- Dazu Vollkornbrot mit Butter reichen

Honig-Quark mit Mandeln

für 4 Personen:

- 400g Magerquark

- 125 ml Milch

- 2 El Honig

- abgeriebene Schale von 1/2 unbehandelten Limette

- 2 El gemahlene Mandeln

- 1 Prise gemahlene Vanille

- 4 El Sahne

Zubereitung:

- Den Magerquark mit der Milch, dem Honig und der abgeriebenen Limettenschale cremig rühren

- Die gemahlenen Mandeln mit der gemahlenen Vanille unterrühren

- Zum Schluss die Sahne steif schlagen und unter den Quark heben

- Sofort servieren

Crepes mit Pistazien und Ahornsirup

für 4 Portionen:

- 2 Eier

- 125g Mehl

- 250 ml fettarme Milch

- 1 El Zucker

- 1/2 Päckchen Vanillezucker

- 75 g gehackte Pistazien

- 1 Prise Salz

- 2-3 El Butter

- Ahornsirup zum Bestreichen

- gehackte Pistazien zum Garnieren

Zubereitung:

- Die Eier trennen

- Das Mehl mit Eigelb, fettarmer Milch, Zucker, Vanillezucker & gehackten Pistazien zu einem glatten Teig verarbeiten und abgedeckt ca. 20 Minuten ruhen lassen

- Anschließend das Eiweiß mit 1 Prise Salz steif schlagen und unter den Teig heben

- In 2-3 El Butter nacheinander in einer Pfanne 8 dünne Crepes backen

- Die fertigen Crepes mit Ahornsirup bestreichen und mit gehackten Pistazien garnieren

Buttermilchwaffeln mit Dinkel

für 4 Portionen:

- 125g weiche Butter

- 4 Eier

- 250g Dinkelmehl

- 2 Tl Backpulver

- 350 ml Buttermilch

- 50g Zucker

- 1 Prise Salz

- Zucker und Zimt oder Früchtequark zu Servieren

- Fett für das Waffeleisen

Zubereitung:

- Die Butter mit den Eiern schaumig schlagen

- Das Dinkelmehl mit dem Backpulver mischen und abwechselnd mit der Buttermilch unter die Eimasse rühren

- zum Schluss den Zucker und 1 Prise Salz in den Teig rühren und das Waffeleisen aufheizen

- Das Waffeleisen einfetten und aus dem Teig nach und nach goldgelbe Waffeln backen

- Fertige Waffeln ggf. im Ofen warm halten

- Mit Zucker und Zimt oder Früchtequark servieren

Sommerfrühstück mit Erdbeeren und Hüttenkäse

für 4 Portionen:

- 4 El Butter

- 80g kernige Haferflocken

- 4 El Zucker

- 400g Erdbeeren

- 400g Hüttenkäse

Zubereitung:

- Die Butter in einer Pfanne zerlassen

- Haferflocken mit dem Zucker verrühren und in der heißen Butter unter ständigem Rühren hellbraun rösten

- Auf einen Teller geben und abkühlen lassen

- Die Erdbeeren waschen, trocken tupfen, putzen und vierteln

- Den Hüttenkäse mit den Haferflocken mischen und auf 4 Schälchen verteilen

- Die Erdbeeren daraufgehen und servieren

Mandel-Kokos-Aufstrich

für 4 Portionen:

- 200g Mandeln (alternativ 200g gehackte Mandeln)
- 4 El Kokosflocken
- 1 Tl Zimt
- 10 El Ahornsirup

Zubereitung:

- Die Mandeln mit kochendem Wasser überbrühen und aus den braunen Häutchen drücken
- Trocknen und klein hacken
- Mandeln mit Kokosflocken, Zimt und Ahornsirup verrühren
- Den Aufstrich in ein heiß ausgespültes, trockenes Glas füllen
- hält sich etwa 1-2 Wochen im Kühlschrank

Pilzomelettes mit Schnittlauchröllchen

für 4 Portionen:

- 400g Champignons
- 1 El Rapsöl
- 1 Knoblauchzehe
- 8 Eier
- 100 ml Milch
- Salz
- Pfeffer

- 1/2 Bund Schnittlauch

- 4 El Creme fraiche

Zubereitung:

- Die Champignons putzen, feucht abreiben, vierteln und in erhitztem Rapsöl goldbraun braten

- Knoblauchzehe schälen, hacken und mitraten

- 3/4 der Mischung aus der Pfanne nehmen

- Eier mit der Milch verquirlen, salzen und pfeffern

- 1/4 der Eiermilch über die Pilze in der Pfanne gießen und bei mittlerer Temperatur etwa 8 Minuten stocken lassen

- In den letzten 3 Minuten mit einem Deckel abdecken

- Das fertige Omelett warm stellen, 3 weitere backen

- Währenddessen Schnittlauch waschen, trocken tupfen und in Röllchen schneiden

- Die fertigen Omelettes mit je 1 El Creme fraiche und einem Viertel der Schnittlauchröllchen servieren

Avocadosalat mit Pilzen und Tomaten

für 4 Portionen:

- 2 reife Avocados

- Saft von 1 Limette

- zusätzlich Limettensaft

- 6 El Weißweinessig

- Salz

- Pfeffer

- 1 Prise getrockneter Oregano

- 4 El Walnussöl

- 100 g Champignons

- 100 g Kirschtomaten

- 1 Schalotte

Zubereitung:

- Avocado schälen, entkernen und in dünne Scheiben schneiden

- Mit dem Saft der Limette beträufeln

- aus Weißweinessig, etwas Salz, Pfeffer, Oregano und Walnussöl ein Dressing rühren und die Avocados mit der Hälfte begießen

- Mit Alufolie abdecken und 30 Minuten im Kühlschrank marinieren

- Champignons putzen, feucht abreiben, in Scheiben schneiden und mit 2 El Limettensaft beträufeln

- Kirschtomaten waschen, trocknen, putzen und Stielansätze entfernen

- Tomaten halbieren

- Schalotte schälen und hacken

- Pilze, Tomaten und Schalottenwürfel mit dem restlichen Dressing beträufeln und alles gut vermischen

- Den Salat auf Tellern anrichten und die Avocadoscheiben darauf verteilen

Feldsalat mit Champignons

für 4 Portionen:

- 200g braune Champignons

- 1 El Zitronensaft

- 1 El Butterschmalz

- Salz

- Pfeffer

- 1/2 Bund Petersilie

- 1 Knoblauchzehe

- 180g Feldsalat

- 2 El Himbeeressig

- 4 El Sonnenblumenöl

- 2 El Kürbiskerne

Zubereitung:

- Champignons putzen, feucht abreiben und halbieren

- Mit Zitronensaft beträufeln und in heißen Butterschmalz unter Rühren 2 Minuten schmoren

- Mit Salz und Pfeffer würzen

- Petersilie waschen, trocken schleudern, putzen und in einer Schüssel mit einem Dressing aus dem Himbeeressig, dem Sonnenblumenöl, Salz und Pfeffer mischen, dann auf Teller verteilen

- Kürbiskerne in einer Pfanne ohne Fett rösten

- Pilze und Kürbiskerne auf dem Salat verteilen

Feldsalat mit geräuchertem Tofu

für 4 Portionen:

- 1 Sellerieknolle

- 350 g Feldsalat

- 150 g geräucherter Tofu

- 2 El Olivenöl

- 200 ml Gemüsebrühe

- 2 El Himbeeressig

Zubereitung:

- Sellerieknolle waschen und im Ganzen in kochendem Wasser 20 Minuten garen

- Abgekühlt schälen und raspeln

- Feldsalat waschen, trocken schleudern, putzen und verlesen

- Geräucherten Tofu im heißen Olivenöl knusprig braten

- Gemüsebrühe erhitzen und leicht abgekühlt mit dem Himbeeressig verrühren

- Alle Salatzutaten auf Tellern anrichten und mit dem Dressing überziehen

Mediterraner Thunfisch-Aufstrich

Zutaten:

Eine Packung Frischkäse

1 Dose Thunfisch (im eigenen Saft)

Paprikagewürz

1 EL Tomatenmark

1 TL Basilikum

Salz & Pfeffer

Zubereitung:

1. Den Thunfisch abtropfen lassen und in eine Schüssel geben.
2. Den Frischkäse zugeben und alles gut durchrühren.
3. Nun etwas Paprikagewürz, Basilikum und das Tomatenmark zugeben und nochmals kurz durchrühren.
4. Mit Salz und Pfeffer abschmecken

Nährwerte für 240 Gramm Aufstrich483kcal |5 g KH | 32 g F | 43 g Protein

Low Carb Eiersalat Brotaufstrich

Zutaten für 2 Portionen:

1 Ei

50 g Hüttenkäse

1 EL Schmand

½ TL Senf

Salz & Pfeffer

Zubereitung:

1. In einem Topf das Ei für ca. 10 Minuten hart kochen lassen.
2. In der Zwischenzeit geben Sie den Hüttenkäse, den Schmand und den Senf in eine Schüssel und verrühren Sie die Zutaten miteinander.
3. Nach 10 Minuten das Ei aus dem kochenden Wasser nehmen, abschrecken und schälen. Schneiden Sie nun das Ei klein und rühren Sie es unter die Zutaten in der Schüssel mit der Schmandmischung.

4. Abschließen noch mit Salz und Pfeffer abschmecken.

Nährwerte für 1 Portion:114 Kcal | 9 g KH | 2 g F | 7 g EW

Avocadoaufstrich

Zutaten für 2 Portionen:

1 reife Avocado (ca. 100 g)

1 Knoblauchzehe

1 Tomate

1 Limette (Bioqualität)

75 g Jogurth

Salz und scharfes Paprikagewürz

Zubereitung:

8. Halbieren Sie mit einem großen, scharfen Messer die Avocado der Länge nach und entfernen sie deren Kern (aufheben!). Nun schaben Sie mit einem Löffel das Fruchtfleisch heraus und geben es in eine Schüssel.
9. Zerdrücken Sie das Fruchtfleisch der Avocado mit einer Gabel.
10. Waschen Sie nun die Tomaten und trocknen Sie diese kurz ab. Schneiden Sie die Stiele und Kerne heraus und würfeln Sie das Fruchtfleisch fein.
11. Schälen Sie den Knoblauch und drücken Sie die Zehen durch eine Knoblauchpresse.
12. Waschen Sie die Limette mir heißem Wasser ab und reiben Sie diese trocken. Nun reiben Sie die Schale ab und halbieren anschließen die Frucht und pressen diese aus.
13. Geben Sie nun alle Zutaten in eine Schüssel und vermengen Sie alles gründlich. Kurz abschmecken und ggf. mit Salz und Pfeffer nachwürzen.
14. Um ein Verfärben des Dips bis zum Verzehr zu verhindern geben Sie den Kern jetzt mit in den Dip. Erst vor dem Servieren wieder herausnehmen. So behält der Dip seine Farbe.

Nährwerte für eine Portion:161 kcal |9 g KH | 15 g Fett | 3 g EW

Haselnusscreme

Zutaten:

100 Gramm Haselnüsse

100 ml Mandelmilch

2 EL zuckerfreien Backkakao

2 EL Whey Schokoeiweißpulver

Zubereitung:

6. Heizen Sie Ihren Ofen auf 180 Grad vor.
7. Legen Sie die Nüsse auf ein Backblech
8. Geben Sie die Nüsse in den Ofen und rösten Sie diese für ca. 10 – 15 Minuten
9. Nach der Backzeit kurz abkühlen lassen und danach die Haut der Nüsse entfernen.
10. Geben Sie die Nüsse nun in einen Mixer und zerkleinern Sie diese. Geben Sie anschließend die restlichen Zutaten zu und mixen Sie alles nochmals gut durch.

Nährwerte für die im Rezepte angegebene Menge:748kcal | 10,5 g KH | 67g Fett | 22,3 g EW

Gewürzhähnchen mit Fenchelgemüse

Zutaten für 2 Portionen:

1/2 Poularde (bitte vom Händler zerlegen lassen)

1/2 EL Fenchelsaat

2 EL Olivenöl

1 große Fenchelknolle

Pfeffer

½ Zitronen

50 ml Weißwein

3 EL trockener Wermut

100 ml Geflügelfond

1/2 TL weiße Pfefferkörner

1 Sternanis

1 Msp. Zimt

Salz

Zubereitung:

Waschen Sie bitte die Hähnchenteile und tupfen Sie diese mit Küchenpapier gut trocken. Schneiden Sie das überschüssige Fett bitte ab.

Geben Sie Fenchelsaat, Pfefferkörner, Sternanis, Zimt und etwa 1/2 TL Salz in einen Mörser und zerstoßen alles fein.

Reiben Sie nun die Hähnchenteile ringsherum mit der Gewürzmischung ein.

Erhitzen Sie das Öl in einem Bräter und lassen Sie die Teile von allen Seiten bei mittlerer Hitze 5–10 Minuten goldbraun anbraten.

Inzwischen putzen Sie den Fenchel, waschen und der Länge nach in Scheiben schneiden.

Nehmen Sie die Hähnchenteile aus dem Bräter, dünsten Sie den Fenchel 2–3 Minuten bei mittlerer Hitze im Bratfett an und würzen Sie alles mit Salz und Pfeffer.

Pressen Sie jetzt eine Zitrone aus und gießen Sie 1 EL Zitronensaft, Weißwein und Wermut zum Fenchel und lassen Sie es 3–4 Minuten einkochen.

Nun gießen Sie bitte den Geflügelfond dazu, legen Sie die Hähnchenteile auf das Gemüse, alles aufkochen und im vorgeheizten Backofen bei 180 °C etwa 20 Minuten garen.

Danach erhöhen Sie die Backtemperatur auf 225 °C und lassen es weitere 10 Minuten garen.

Nehmen Sie nun die Hähnchenteile aus dem Bräter, legen Sie diese auf das Backblech und lassen Sie sie unter dem Backofengrill noch einige Minuten knusprig braten.

Heben Sie den Fenchel aus dem Sud und lassen Sie den Sud in 3–4 Minuten bei starker Hitze etwas einkochen.

Geben Sie den Fenchel wieder zu, schmecken Sie es noch mal ab und servieren Sie es mit dem Gewürzhähnchen.

Nährwerte pro Portion:585 kcal |4 g KH| 31 g Fett | 69 g EW

Griechisches Seelachsfilet

Zutaten für 2 Personen:

2 Stücke (à 200 g) Seelachsfilet

1 rote Paprikaschote

1/2 Zwiebel

1/2 Blumenkohl (ca. 450 g)

2 EL Olivenöl

30 g Kapern (Glas)

1 Bund glatte Petersilie

75 g griechischer Joghurt (10 % Fett)

1 TL Sesampaste

1/2 Bio-Zitrone

1/2 TL geräuchertes Paprikapulver

1/2 TL gemahlener Kreuzkümmel

1 EL Butterschmalz

Salz & Pfeffer

Zubereitung:

1. Am Vortag können Sie für den Couscous die Paprika putzen, waschen und fein würfeln.
2. Die Zwiebel schälen Sie bitte und würfeln diese ebenfalls fein.
3. Putzen Sie auch den Blumenkohl, waschen und teilen Sie ihn in Röschen.
4. Geben Sie alles portionsweise in den Universalzerkleinerer oder zerkleinern Sie es mit einem großen Küchenmesser feinkörnig.
5. Erhitzen Sie nun Öl in einer großen Pfanne, dünsten Sie die Paprika darin an, geben Sie anschließend die Zwiebel dazu und braten Sie alles 1–2 Minuten weiter.
6. Fügen Sie jetzt den Blumenkohl zu, lassen Sie alles unter mehrmaligem Wenden bei mittlerer Hitze ca. 5 Minuten braten und danach abkühlen.
7. Am nächsten Tag lassen Sie die Kapern abtropfen.
8. Waschen Sie bitte die Petersilie, trocken schütteln und hacken Sie diese grob.
9. Verrühren Sie nun den Joghurt mit Tahina, schmecken Sie es mit Salz ab.
10. Nun waschen Sie die Zitrone heiß waschen ab, trocken tupfen und die Schale abreiben.
11. Anschließend halbieren Sie die Zitrone und pressen sie aus.
12. Den Fisch Spülen Sie danach ab und tupfen ihn tupfen.
13. Mischen Sie das Paprikapulver, Kreuzkümmel, 1 TL Salz und 1 TL Pfeffer und reiben Sie den Fisch mit der Gewürzmischung ein.
14. Als nächstes erhitzen Sie Butterschmalz in einer Pfanne und braten den Fisch darin bei starker Hitze von jeder Seite ca. 2 Minuten an.

15. Geben Sie jetzt Kapern, Zitronenschale und -saft zum Blumenkohl und schmecken alles mit Salz und Pfeffer ab. Heben Sie als letztes die Petersilie unter das Gemüse und richten Sie es mit Fisch und Joghurt an.

Nährwerte pro Portion:410 kcal | 20 g KH | 45 g F | 42 g EW

Grill-Hähnchenspieße

Zutaten für 2 Portionen:

350 g ausgelöste Hühnerkeulen

1/2 EL Fenchelsaat

1/2 EL Koriandersaat

1/3 TL Kümmelsaat

2 Pimentkörner

1 getrocknete Chilischoten

1Stücke Langer Pfeffer

1/2 TL grobes Meersalz

1/2 TL brauner Zucker

1/2 EL edelsüßes Paprikapulver

1/2 EL getrockneter Oregano

1/2 EL getrockneter Thymian

1/4 TL gemahlener Macis

1/3 TL Knoblauchpulver

1 rote Zwiebel

1 rote Spitzpaprika

3 Holzspieße

Zubereitung:

1. Für die Trockenmarinade (Dry rub) rösten Sie Fenchel-, Koriander- und Kümmelsaat, Piment, Chili und langen Pfeffer in einer Pfanne ohne Fett an, bis die Gewürze zu duften beginnen.

2. Lassen Sie diese Abkühlen und mahlen Sie alles mit zusätzlich dem Meersalz, Zucker, Paprikapulver, Oregano, Thymian, Macis und Knoblauch im Mörser sehr fein.
3. Vierteln Sie als nächstes die Zwiebeln längs, putzen Sie die Paprika, halbieren Sie diese längs, entkernen und in Stücke schneiden.
4. Nun schneiden Sie das Fleisch in ca. drei cm große Würfel und vermengen es mit der Hälfte des Dry rubs. Stecken Sie jetzt das Fleisch und das Gemüse abwechselnd auf 12 Spieße, geben Sie diese auf den heißen Grill und grillen Sie die Spieße für 12–15 Minuten von allen Seiten an.
5. Servieren Sie die Hähnchenspieße mit der BBQ-Sauce.

Bonustipps zur Zubereitung

Räucherholz: Wenn Sie Ihrem Fleisch oder Fisch ein ganz besonderes, rauchiges Aroma geben möchten, können Sie dem Brennmaterial auch Räucherholz beigeben.

Die kleinen Holzklötzchen oder -chips gibt es in verschiedenen Geschmäckern – von schwer rauchig bis süßlich mild und sind im Baumarkt erhältlich.

Nährwerte pro Portion:300 kcal |2 g KH| 18 g Fett | 30 g EW

Grünkohl Topf

Zutaten für 4 Portionen:

1 Pfund Grünkohl

2 dicke Streifen Speck

1 Zwiebel

150ml Hühnerbrühe

½ Paprika

2 Tomaten

½ TL Knoblauch

Salz & Pfeffer

Zubereitung:

1. Schneiden Sie den Grünkohl in dicke Streifen und hacken Sie dann die Blätter grob.
2. Schneiden Sie die Zwiebel in kleine Würfel.
3. Schneiden Sie die Tomaten in Würfel.
4. Schneiden Sie die Paprika in Würfel.
5. Braten Sie in einem großen Topf den Speck mit etwas Öl Ihrer Wahl an. Geben Sie die Zwiebel hinzu. Nachdem die Zwiebeln glasig sind geben Sie die Paprika hinzu und sofort danach die gehackten Grünkohlblätter. Decken Sie anschließend den Topf mit seinem Deckel zu und reduzieren Sie die Hitze um den Inhalt für ca. 45 Minuten zu kochen.
6. Nach ca. 30 Minuten geben Sie den Knoblauch sowie Salz und Pfeffer zu.

Nährwerte pro Portion:122g Kcal | 5 g Fett | 13,9g KH | 7 g EW

Hackbraten

Zutaten für 2 Portionen:

500 g Hackfleisch (gemischt)

1 Zwiebel

2 Zehen Knoblauch (nach Geschmack)

1 Ei

2 gekochte Eier

250 g Karotten

1 EL Mandelmehl

Gemüsebrühe

Sahne

1/2 EL Senf

2 Spritzer Tabasko

Salz

Pfeffer

Paprikapulver

Petersilie

Zubereitung:

1. Hackfleisch mit klein gewürfelten Zwiebeln, gehacktem Knoblauch, Eiern, Mandelmehl, Senf und Petersilie gut durchmischen - mit Salz, Pfeffer, Paprika und Tabasko würzen.
2. Jetzt aus der Hackfleischmasse eine Rolle bilden, dabei die gekochten Eier einarbeiten und in einen mit Butterschmalz gefetteten Bräter legen.
3. Nun ab in den Ofen für ca. 1 Stunde bei 175 Grad.
4. Für die Beilage schälen Sie die Karotten und schneiden diese bitte in Scheiben.
5. Dünsten Sie es jetzt mit etwas Gemüsebrühe an und würzen Sie alles mit Salz, Pfeffer und Petersilie. Zum Schluss geben Sie noch einen Schuss Sahne dazu.

Nährwerte pro Portion: 713,44 kcal | 10,6 g KH | 51,19 g F | 55,08 g EW

Hackfleischpfanne

Zutaten für 2 Personen

180g Hackfleisch (Rind)

125g Champignons

125g Fetakäse

½ Zwiebel

½ Paprika

½ Knoblauchzehe

Oregano

Thymian

Salz

Pfeffer

Zubereitung:

Die Pilze vorsichtig putzen und die Paprika waschen, dritteln und putzen.

Schneiden Sie die Champignons und die Paprika in mundgerechte Stücke und stellen diese Beiseite.

Braten Sie nun das Hackfleisch mit der fein geschnittenen Zwiebel scharf an und würzen Sie es mit Salz und Pfeffer.

Geben Sie die Champignons, Paprika und Knoblauch hinzu und lassen Sie es kurz mit braten.

Anschließend geben Sie den klein geschnittenen Feta hinzu und schmecken Sie es mit Thymian, Oregano, Salz und Pfeffer ab.

Nährwerte pro Portion:363 kcal | 7 g KH | 24 g F | 29 g EW

Hähnchen mit Cashewkruste

Zutaten für 2 Portionen:

2 Hähnchenbrustfilets

250 g TK- Blattspinat

½ Brötchen vom Vortag. (Ich empfehle hier Low Carb Brötchen)

15 g gesalzene geröstete Cashewkerne

1 Ei

2 EL Öl

1 Zwiebel

1 Knoblauchzehe

2 TL Butter

Muskatnuss

Salz

Pfeffer

Zubereitung:

Den Spinat bitte auftauen.

Erhitzen Sie ein Blech im heißen Ofen bei 220 Grad (Umluft 200 Grad) auf der mittleren Schiene. Zerkleinern Sie jetzt das Brötchen und die Cashewkerne, wenn vorhanden in einem Blitzhacker.

Würzen Sie bitte die Hähnchenbrustfilets mit Salz und Pfeffer.

Das Ei verquirlen Sie bitte, wenden die Filets darin und lassen Sie diese anschließend abtropfen.

Danach wenden Sie die Hähnchenbrustfilets in der Cashew- Brötchen- Mischung.

Erhitzen Sie als nächstes Öl in einem kleinen Topf, setzen die Filets darauf und beträufeln Sie diese zusätzlich mit Öl.

Jetzt braten Sie die Filets im heißen Ofen 15 Min, dabei wenden Sie diese nach der Hälfte der Zeit.

Währenddessen würfeln Sie die Zwiebel und den Knoblauch fein und drücken Sie den Spinat aus. Nun erhitzen Sie die Butter und dünsten darin die Zwiebeln und den Knoblauch darin an.

Geben Sie den Spinat dazu und dünsten Sie ihn ca. 4–5 Min. mit an.

Würzen Sie alles mit Salz, Pfeffer und Muskat und servieren Sie es mit den Filets zusammen.

Nährwerte pro Portion:398 kcal |10 g KH| 22 g Fett | 37 g EW

Hähnchen mit gerösteten Gemüse

Zutaten für 2Portionen:

2 kleine Zucchini in grobe Stücke geschnitten

2 rote Zwiebel geviertelt

10 braune Champignons halbiert

2 rote Spitzpaprika (alternativ normale Paprika)

2 Hähnchenkeule am Gelenk zerteilt

Gewürze

Olivenöl

Zubereitung:

1. Geben Sie die Hähnchenteile in eine Marinade aus einem guten Curry, Rosenpaprika, Kräuter, Chiliflocken, Salz und Pfeffer etc. und etwas Olivenöl und lassen Sie diese für mehrere Stunden ziehen.
2. Im Anschluss heizen Sie den Backofen auf 180 Grad Umluft vor.
3. Geben Sie das grob geschnittene Gemüse auf ein tiefes Backblech, in eine große Auflaufform oder einen flachen Bräter und vermischen Sie alles gut.

4. Würzen Sie das Gemüse mit den gleichen Gewürzen wie bei der Hähnchenmarinade kräftig, geben Sie das Olivenöl über die gewürzte Gemüsemischung drüber und mischen Sie alles mit einem Pfannenwender noch mal gut durch.
5. Legen Sie nun die gewürzten Hähnchenteile auf das Gemüse und geben Sie alles für 40 Minuten in den Ofen.

Nährwerte pro Portion: 427 kcal | 10,75 g KH | 23,68 g F | 42,5 g EW

Hähnchen mit Gremolata

Zutaten für 2 Portionen:

2 Hähnchenbrustfilets

1 Bund Petersilie

1 Knoblauchzehe

1 EL Kapern

1 Bio-Zitrone

3 EL Olivenöl

Salz

Pfeffer

Zubereitung:

Bitte zupfen Sie von der Petersilie die Blättchen ab, hacken Sie diese mit Knoblauch, Kapern und 1 TL abgeriebener Zitronenschale hacken und mischen Sie alles mit 2 TL Zitronensaft.

Schneiden Sie jetzt in die Hähnchenfilets auf der Oberseite quer ca. 4 Einschnitte von ca. 1 cm Tiefe. Würzen Sie die Filets rundherum mit Salz und Pfeffer und verteilen Sie die Kräutermischung in die Einschnitte.

Anschließend braten Sie die Filets im heißen Öl zuerst auf der eingeschnittenen Seite braun an, wenden und braten Sie diese ebenfalls auf der Unterseite braun an.

Geben Sie die Filets nun in den heißen Ofen bei 180 Grad in die Ofenmitte und lassen Sie diese darin 15 Minuten weiter braten.

Servieren Sie die Hähnchenfilets im Sud.

Nährwerte pro Portion: 293 kcal |1 g KH| 16 g Fett | 35 g EW

Hähnchen Salat

Zutaten für 2 Portionen:

400 g Hähnchenbrust

1/2 gelbe Paprika

1/2 rote Paprika

Basilikum

1 kleine rote Zwiebel

6 Cherrytomaten

1/4 Salatgurke

100 g Romansalat

100 g Rucola

Lauch (etwa 10 cm)

1/2 TL Paprika Pulver

1/2 TL Kurkuma

1 EL Olivenöl

2 Knoblauchzehen

Meersalz & Pfeffer

Zubereitung:

1. Im ersten Schritt legen Sie das Hähnchenfleisch zwischen Backpapier (oder in einen Gefrierbeutel) und klopfen es leicht flach, anschließend schneiden Sie es in 10 - 12 Stückchen.
2. Das Olivenöl geben Sie in eine Schüssel und vermischen dieses mit Paprikapulver, Kurkuma, Salz, Pfeffer und ausgepressten Knoblauchzehen.
3. Als nächstes marinieren Sie das Fleisch damit und lassen es kurz einziehen.
4. Waschen Sie nun das Gemüse und tupfen dieses trocken.

5. Anschließend waschen Sie auch den Romasalat, Rucola, Basilikum und schleudern diesen trocken. Die Paprikaschoten vierteln Sie, entkernen, waschen und schneiden Sie diese jeweils die Hälfte längs in dünne Streifen.
6. Die Gurke und den Lauch halbieren Sie längs und schneiden Sie quer in dünne Scheiben.
7. Die Cherrytomaten halbieren Sie ebenfalls und die Zwiebel schälen Sie bitte und dann in dünne Ringe schneiden.
8. Geben Sie nun das Fleisch in eine beschichtete Pfanne und lassen Sie es von jeder Seite 2 - 3 Minuten anbraten.
9. Mischen Sie jetzt noch den Salat und das Gemüse in einer großen Schüssel und verteilen Sie alles auf Tellern.
10. Geben Sie das Hähnchenfleisch auf den Salat und servieren Sie es.

Nährwerte pro Portion: 347 kcal |10 g KH| 11 g Fett | 10 g EW

Hähnchenbrust mit Bananen-Buttermilch dazu Couscous

Zutaten für 2 Portionen:

150 g Möhren

1 Zwiebel

1 Knoblauchzehe

800 g Hähnchenbrustfilet

80 g Cashewkerne

4 EL Öl

2 TL Currypulver

250 g Couscous

½ TL Kurkumapulver (ersatzweise Currypulver)

800 ml warme Gemüsebrühe (Instant)

300 ml Buttermilch (Kühlregal)

1 Banane

Salz & Pfeffer

Zubereitung:

1. Zuerst werden die Möhren gewaschen, geschält und in grobe Streifen gehobelt. Danach die Zwiebel schälen und fein würfeln sowie den Knoblauch schälen und pressen.
2. Nun waschen Sie das Hähnchenbrustfilet, tupfen es trocken und schneiden Sie es in circa 2 cm kleine Stücke.
3. Die Cashewkerne ohne Fett in einer Pfanne leicht goldbraun anrösten und dann an die Seite stellen. Jetzt werden zwei Esslöffel Öl in der Pfanne erhitzt und braten Sie darin das Hähnchenbrustfilet an. Den Knoblauch, die Möhren und die Zwiebelwürfel dazugeben und auch diese kurz mit anbraten und dann alles mit Currypulver bestreuen.
4. In der Zwischenzeit das Couscous in eine Schüssel geben und mit zwei Esslöffel Olivenöl beträufeln und mit einer Gabel auflockern.
5. Nun wird die Kurkuma zum Couscous geben und mit 500 ml warmer Gemüsebrühe übergossen. Lassen Sie es für circa 10 Minuten ziehen. Währenddessen müssen Sie den Couscous immer wieder mit einer Gabel auflockern.
6. Gießen Sie jetzt die restliche Gemüsebrühe und die Bananen-Buttermilch zum Fleisch dazu und kochen Sie alles unter Rühren auf.
7. Die Banane in ca. ½ cm dicke Scheiben schneiden und die Sauce mit Salz und Pfeffer abschmecken. Jetzt kann das Ganze vom Herd genommen werden und noch die Bananenscheiben vorsichtig unterheben. Die Couscous am besten in einer Ringform auf einem Teller anrichten damit das Hühnercurry in der Mitte Platz hat und zum Schluss mit den Cashewnüssen bestreuen.

Nährwerte pro Portion:1188 kcal | 51 g KH | 88 g F | 142 g EW

Hokkaidokürbis gefüllt mit Feta& Hackfleisch

Zutaten für 2 Portionen:

1 großer Hokkaido Kürbis

1 Zwiebel

2 Zehen Knoblauch

500 g Rinderhackfleisch

200 ml Tomaten (passiert oder gehackt)

1/2 Stange Lauch

2 Paprika

200 g Feta Käse gewürfelt

etwas Olivenöl (zum Anbraten)

Salz

Cayenne Pfeffer

1 EL Petersilie

Zubereitung:

1. Als erstes heizen Sie den Backofen auf 180°C vor.
2. Den Kürbis schneiden Sie im oberen Viertel so auf, dass Sie einen Deckel lösen können.
3. Dann Kerne und Fasern entfernen Sie mit einem Löffel oder einem Eiskugelportionierer. Anschließend entfernen Sie das Fruchtfleisch ebenso und stellen es auf Seite, es sollte ca. ein 1 cm Rand dabei übrig bleiben.
4. Den entkernten Kürbis sowie den Deckel setzen Sie nun auf ein Backblech und lassen es bei ca. 25-30 Minuten im Backofen garen.
5. In der Zwischenzeit hacken Sie die Zwiebel und den Knoblauch fein, erhitzen Öl in einer Pfanne und dünsten es darin einige Minuten unter Rühren an.
6. Fügen Sie anschließend das Hackfleisch hinzu und lassen Sie es bei hoher Temperatur krümelig braten.
7. Schneiden Sie jetzt das Kürbisfleisch und die entkernte Paprika in kleine Würfel und fügen Sie alles hinzu.
8. Halbieren Sie die Lauchstange längs, schneiden Sie diese in dünne Halbringe und dann geben Sie es ebenfalls in die Pfanne.
9. Fügen Sie jetzt aus das Tomatenpüree, Chili, Petersilie, Fetakäsewürfel, Salz und Cayennepfeffer zu und verrühren Sie alles kräftig.
10. Nehmen Sie den Kürbis aus dem Ofen und schichten Sie bitte die Füllung aus der Pfanne in den ihn hinein, dabei ist es wichtig, dass Sie immer wieder ein bisschen andrücken.
11. Dann legen Sie den Deckel auf den Kürbis und lassen alles zusammen weitere 25 Minuten im Ofen fertig garen.

Nährwerte pro Portion:1252 kcal |19 g KH| 94 g Fett | 56 g EW

Hühnchen mit Tomatensoße und Bohnen

Zutaten:

500 g grüne Bohnen

100 g Schafskäse

50 g getrocknete Tomaten

10 Oliven

1 EL Butter

2 Filets Hähnchenbrust

1 EL Tomatenmark

75 ml Weißwein

50 ml Sahne

Butterschmalz

frischer Basilikum

Bohnenkraut

Salz

Pfeffer

Zubereitung:

1. Schneiden Sie bitte die Enden der Bohnen ab und lassen Sie die Bohnen in gesalzenem Wasser gar kochen.
2. Das Wasser schütten Sie danach gut ab und geben Sie die Butter mit in den Topf.
3. Schneiden Sie als nächstes Schafskäse, getrocknete Tomaten und Oliven klein, geben Sie es ebenfalls dazu und schmecken Sie alles mit Salz, Pfeffer und Bohnenkraut ab.
4. Waschen Sie jetzt die Hähnchenbrustfilets ab, trocken tupfen und schneiden Sie diese in kleine Stücke.
5. Braten Sie anschließend die Filetstücke in Butterschmalz scharf an.
6. Wenn Sie die Hähnchenstücke knusprig braun angebraten haben, löschen Sie diese bitte mit dem Weißwein ab und lassen Sie es einköcheln.
7. Geben Sie danach Sahne und Tomatenmark dazu und lassen alles ebenfalls eindicken.
8. Zum Schluss schmecken Sie es noch mit Salz, Pfeffer und frischem Basilikum ab.

Nährwerte pro Portion: 608,48 kcal | 12,75 g KH | 35,57 g F | 40,34 g EW

Hühnersuppe mit Gemüse

Zutaten für 4 Portionen:

600 g Hähnchenbrust

600 ml Gemüsefond

250 g Knollensellerie

2 Karotten

1/2 Lauchstange

2 EL Sojajoguhrt

1 Ei

1 große Zwiebel

4 Knoblauchzehen

Petersilie

Basilikum

Salz & Pfeffer

Zubereitung:

1. Waschen Sie bitte zuerst das Hähnchenfleisch und tupfen Sie es mit einem Küchentuch trocken, dann würfeln Sie es grob und anschließend zerkleinern Sie es in einer Moulinette zu Hackfleisch. Nun waschen Sie die Basilikumblätter und hacken diese grob. Den Knoblauch schälen Si bitte und davon würfeln Sie 2 Zehen fein. Geben Sie das Hähnchenhackfleisch in eine Schüssel und den gewürfelten Knoblauch, Basilikumblätter, Sojajoghurt, Salz und Pfeffer dazu. Jetzt trennen Sie bitte ein Ei, geben nur das Eigelb dazu und vermengen alles ordentlich. Anschließend formen Sie kleine Klößchen daraus und sie bei Seite.
2. Die Karotten schälen, halbieren und schneiden Sie bitte in dünne Scheiben.
3. Auch die Knollensellerie schälen Sie und schneiden diese auch in kleine Würfel.
4. Halbieren Sie den Lauch und anschließend waschen und in dünne Ringe schneiden.
5. Bitte schälen Sie jetzt noch die Zwiebel und würfeln auch diese fein.
6. Jetzt geben Sie das Öl in einen Topf und dünsten die Zwiebelwürfel mit dem Knoblauch darin glasig an. Geben Sie bitte den Lauch, Sellerie und Karotten dazu, braten alles leicht an und löschen es dann mit dem Gemüsefond ab. Geben Sie nach und nach den ganzen Gemüsefond, Lorbeerblätter, Salz und Pfeffer dazugeben und lassen es köcheln.
7. Lassen Sie in einem zweiten Topf Wasser aufkochen und salzen Sie es. Geben Sie die Klöße mit einer Schaumkelle in das kochende Wasser. Sobald die Klöße oben schwimmen, können Sie diese wieder mit der Schaumkelle heraus nehmen und zur Gemüsesuppe geben. Lassen Sie die Gemüsesuppe mit den Klößen für 20 min. köcheln.
8. Füllen sie nun die Suppe in Schälchen oder flache Teller und streuen die fein gehackte Petersilie darüber.

Nährwerte pro Portion:50 kcal | 1 g KH | 9 g F | 1 g EW

Indisches Low Carb Curry

Zutaten für 2 Portionen:

250 g Putengulasch aus der Keule

1 Zwiebel in kleine Würfel geschnitten

200 g Brokkoli in mundgerechte Röschen zerteilt

1 rote Paprika in Stücke geschnitten

2 Karotten in Streifen geschnitten

1 kleiner Butternut-Kürbis geschält, entkernt und in mundgerechte Stücke

200 g geschälte Tomaten aus der Dose (alternativ 400 g und etwas Tomatenmark)

75 ml Gemüsebrühe leicht überwürzt

75 ml Kokosmilch (ohne Zusatzstoffe)

1 Knoblauchzehe gepresst

1 EL frisch geriebener Ingwer

1 TL Kurkuma

1 TL Kreuzkümmelpulver

1 TL Korianderpulver

1 TL scharfes Chili-Pulver

1 EL Erythritol

1 EL Kokosöl

Salz & Pfeffer

Zubereitung:

1. Erwärmen Sie das Kokosöl in einem großen Topf auf mittlere Hitze und dünsten Sie die Zwiebel glasig an. Geben Sie die Gewürze hinzu und lassen alles kurz anrösten.
2. Erhöhen Sie nun die Hitze, fügen das Fleisch hinzu und lassen es kräftig anbraten.
3. Löschen Sie es anschließend mit den Tomaten und der Brühe ab und lassen alles für 45 Minuten köcheln. Lassen Sie dabei etwas Dampf austreten, damit sich die Flüssigkeit etwas reduziert.
4. Im Anschluss an die Kochzeit fügen Sie das Erythritol hinzu und rühren es unter.
5. Nun geben Sie das Gemüse dazu und lassen es weitere 10-15 Minuten unter gelegentlichem Rühren köcheln.

6. Zum Schluss rühren Sie noch die Kokosmilch unter und schmecken alles mit Salz und Pfeffer ab.
7. Das Gemüse könne Sie natürlich nach eigenem Geschmack austauschen.

Nährwerte pro Portion:509 kcal | 32,65 g KH | 24,46 g F | 37,35 g EW

Kabeljau-Borschtsch

Zutaten für 2 Personen:

300 g Kabeljau

200 g Blumenkohl

160 g Möhren

160 g Rote Bete (vorgegart)

200 g Spitzkohl

800 ml Gemüsebrühe

2 Lorbeerblätter

Etwas gemahlenen Kümmel

1 Bio-Zitrone

100 g Naturjoghurt (1,5 % Fett)

5 Stiele Dill

Salz und Pfeffer

Zubereitung:

1. Waschen und putzen Sie den Blumenkohl, die Möhren und die rote Beete und scheiden Sie die Zutaten in 1–2 cm große Würfel.
2. Die Brühe mit dem Lorbeerblatt und etwas Kümmel kochen Sie auf und lassen auch den Blumenkohl und die Möhren darin 10 Minuten köcheln.
3. Jetzt können Sie auch die Rote Bete und den Spitzkohl dazugeben und alles noch einmal weitere 5 Minuten köcheln lassen.
4. Nun legen Sie bitte den Kabeljau auf das Gemüse, lassen es ca. 4 Minuten weiter garen und würzen es mit Salz und Pfeffer.
5. Die Zitronenschale reiben Sie bitte fein ab und den Saft pressen Sie aus.

6. Nun mischen Sie die Zitronenschale, eine Prise Kümmel und den Joghurt.
7. Bitte würzen Sie alles noch mal mit Salz und Pfeffer und hacken den Dill.
8. Geben Sie den Zitronensaft und den Dill über den Fisch und richten Sie es mit dem Joghurtdip an.

Nährwerte pro Portion:306 kcal | 23 g KH | 38 g F | 38 g EW

Kabeljaufilet mit Möhren und Backpflaumen

Zutaten für 2 Personen:

300 g Möhren

1/2 Knoblauchzehe

300 g Kabeljaufilet

50 g Backpflaumen

1/2 Bund Petersilie

1 EL Öl

75 ml Orangensaft

40 g Butter

Salz & Pfeffer

Zubereitung:

1. Waschen Sie als erstes die Möhren und ziehen mit einem Sparschäler lange Streifen ab.
2. Schälen Sie den Knoblauch und hacken ihn fein.
3. Den Fisch waschen Sie bitte, tupfen ihn trocken und entfernen eventuell die Gräten mit einer Pinzette. Würzen Sie den Fisch mit Salz und Pfeffer und schneiden Sie die Backpflaumen kleiner. Anschließend waschen Sie die Petersilie, trocken schütteln und Blätter zupfen Sie von den Stielen und hacken diese klein.
4. Jetzt erhitzen Sie das Öl und braten darin den Fisch von jeder Seite 3–4 Minuten an.
5. In einer zweiten Pfanne erhitzen Sie den Orangensaft, geben Sie die Backpflaumen und Knoblauch hinein und lassen alles 3–4 Minuten köcheln.
6. Schwenken Sie die Möhrenstreifen kurz im Orangensaft und schmecken Sie den Salat mit Salz und Pfeffer ab.
7. Nehmen Sie anschließend den Fisch aus der Pfanne und halten ihn kurz warm.
8. Geben Sie die Butter in die heiße Pfanne, lassen Sie diese aufschäumen und rühren Sie die Petersilie unter.
9. Richten Sie jetzt den Fisch auf dem noch lauwarmem Möhrensalat an und beträufeln Sie es mit dem Petersilien-Butterschaum.

Nährwerte pro Portion:420 kcal | 22 g KH | 23 g F | 29 g EW

Knusperfisch auf Rauke

Zutaten für 2 Personen

1 große, reife Avocado

schwarzer Pfeffer aus der Mühle

200 g Seelachsfilet

1 Bund Rauke

2 Zitronen - nur der Saft

1 EL Olivenöl

1 Schalotte

4 EL Gemüsebrühe

2 Tropfen Sesamöl

Jodsalz

Zubereitung:

1. Spülen Sie bitte den Seelachsfilet ab, danach trocken tupfen. Nun in Stücke schneiden. Diesen beträufeln Sie mit 1 EL Zitronensaft.
2. Die Avocado halbieren Sie, danach schälen, und bitte in Spalten schneiden.
3. Würfeln Sie die Schalotte fein.
4. Die Rauke Spülen Sie bitte gründlich ab, schütteln und trocknen Sie diese ab. Nun in kleine Stücke zupfen.
5. Das Öl erhitzen Sie in einer beschichteten Pfanne, braten den Fisch darin knusprig an. Nun noch salzen und pfeffern.
6. Wenn dieser fertig ist, nehmen Sie den Fisch aus der Pfanne heraus.
7. Die Schalotte verrühren Sie bitte mit Zitronensaft sowie Brühe im Bratfond.
8. Nun können Sie die Avocado, Rauke und den Fisch anrichten. Zum Schluss beträufeln Sie alles mit ein wenig Dressing.

Nährwerte pro Portion:490 kcal | 9 g KH | 39 g F | 25 g EW

Kohlrouladen mit Hackfleisch Rezept

Zutaten für 2 Personen

50 g Schalotten

1/2 Ei

1/2 Weißkohl (ca 600 g)

1/2 EL Tomatenmark

1/2 kleine Stange Porree

1/2 Glas (200 ml) Gemüsefond

200 g mageres gemischtes Hackfleisch

1 EL Öl

1/2 TL Kümmel

Etwas Pfeffer und Jodsalz

Holzspieße und Küchengarn

Zubereitung:

1. Zuerst putzen Sie bitte den Weißkohl und lösen danach acht große Blätter ab. Diese geben Sie dann in kochendes Salzwasser und lassen sie circa 1 Minute garen.
2. Danach nehmen Sie die Blätter heraus und lassen diese gut abtropfen. Den restlichen Kohl hacken Sie bitte klein.
3. Die dicken Blattrippen der Hüllblätter schneiden Sie etwas flacher. Jetzt breiten Sie jeweils 2 überlappend auf einer Arbeitsplatte aus.
4. Nun können Sie den Porree putzen, in feine Ringe schneiden und mit Hackfleisch, Ei, Salz, Pfeffer und Kümmel verkneten.
5. Die Mischung verteilen Sie bitte auf den Kohlblättern und dann die Blätter von den Seiten nach innen einschlagen und gut fest aufrollen.
6. Stecken Sie die Rouladen mit Holzspießen fest und danach mit Küchengarn umwickeln.
7. Jetzt schälen Sie noch die Schalotten und erhitzen das Öl in einem Topf.
8. Braten Sie die Rouladen darin an und geben Sie die Schalotten und das Tomatenmark dazu.

9. Nun können Sie es mit dem Fond ablöschen und alles etwa 40 Minuten schmoren lassen. Die Rouladen und den Fond, bis auf 4 EL, stellen Sie bitte warm.

10. Den restlichen Kohl schmoren Sie im Fond etwa 15 Minuten an, schmecken alles noch mal ab und würzen es nach eigenem Belieben.

Nährwerte pro Portion:102 kcal |4 g KH| 6 g Fett | 8 g EW

Kräuter Kabeljau in einer Gemüsepfanne

Zutaten für 1 Portion:

200 gr. frischen Kabeljau Filet

1 EL getrocknete Kräutermischung (Salbei, Rosmarin, Thymian, Maggikraut, Olivenkraut, Petersilie, Pfeffer, eine Prise Salz, Basilikum, Oregano)

1 Karotte

1/2 gelbe Paprika

1/2 rote Paprika

1 Zwiebel

1/2 Zucchini

2 braune Champignons

Salz und Pfeffer

1/2 TL getrockneten Thymian

1/2 TL getrockneten Rosmarin

2 EL helle Sojasoße

1 TL Erdnussöl

Etwas Öl

Zubereitung:

1. Das komplette Gemüse wird gründlich geputzt, evtl. geschält und in schmale Streifen geschnitten.

2. Nun kommt etwas Öl in eine Pfanne, am besten eine Wokpfanne und wird erhitzt. Das Gemüse darin leicht anbraten. Die Kräuter mit dazu geben und das Ganze mit Salz und Pfeffer würzen. Jetzt wird die Sojasoße dazu gegeben und alles langsam weich gedünstet.
3. Den Fisch trocken tupfen und mit Salz und der Kräutermischung gut einreiben.
4. Diesen in einer beschichteten Pfanne, ohne Fett von jeder Seite ca. 2 Minuten leicht anbraten.
5. Das angebratene Gemüse auf einen Teller servieren und den Fisch oben drauf geben.

Nährwerte pro Portion:209 kcal | 5 g KH | 18 g F | 7 g EW

Krautsalat Pasta

Zutaten für 2 Portionen

350 g geriebenen Krautsalat

100ml passierte Tomaten

1 Zehe gehackter Knoblauch

Ca. 1 TL Zwiebelpulver oder sehr fein gehackte Zwiebel

Salz & Pfeffer

Zubereitung:

1. Etwas Öl in einer Pfanne erhitzen
2. Den Krautsalat und ¼ Tasse in die Pfanne geben und erhitzen und gelegentlich umrühren, bis das Wasser verdampft ist.
3. Fügen Sie die passierten Tomaten, Gewürze und alle restlichen Zutaten zu.
4. Kurz aufkochen lassen und dann servieren.
5. Wenn Sie möchten, können Sie etwas geriebenen Käse auf die Zutaten streuen.

Nährwerte pro Portion:140 kcal | 8,9 g Fett | 14,3 g KH | 1,25g EW

Lachs- Bacon Päckchen mit Gemüsepfanne

Zutaten für 2 Portionen:

250 g Lachsfilet

100 g Bacon

200 g Brokkoli

200 g Champignons

140 g Zucchini

140 g Feta-Käse

20 g Parmesan, gerieben

2 Zwiebeln

10 ml Öl

1 Prise Chiliflocken

1 Prise Paprikapulver

Salz & Pfeffer

Zubereitung:

1. Waschen Sie den Lachs ab und tupfen Sie ihn trocken.
2. Umwickeln Sie den Fisch vollständig mit Bacon.
3. Säubern und schneiden Sie anschließend den Brokkoli, Champignons, Zwiebeln und Zucchini.
4. Erhitzen Sie Öl in einer beschichteten Pfanne und geben Sie den Lachs mit Bacon und das zubereitete Gemüse dazu.
5. Würzen Sie das Gemüse mit Salz, Pfeffer, Chili-Flocken und Paprikapulver und legen Sie den Deckel auf.
6. Kurz vor Ende der Bratzeit (ca. 10min) geben Sie den Feta zum Gemüse und anschließend garnieren Sie es und geben den Parmesan auf das Gemüse.

Nährwerte pro Portion:545 kcal | 7,5 g KH | 32,5 g F | 55 g EW

Lachs mit Fenchelgemüse

Zutaten für 2 Personen

2 Scheiben Lachsfilet (aufgetaut)

1/2 Fenchelknolle

250 g Lauch

75 ml Gemüsebrühe

2 EL saure Sahne

Zitronensaft

Sojasauce

Salz und Pfeffer

Zubereitung:

1. Schneiden Sie bitte die Fenchelknolle und den Lauch in Scheiben.
2. Nun erhitzen Sie 75 ml Gemüsebrühe in einer Pfanne erhitzen und garen Sie das Lachsfilet ca. 5 Minuten in der darinnen.
3. Nehmen Sie jetzt bitte den Fisch aus der Brühe, beträufeln Sie ihn mit Sojasauce und stellen diesen zur Seite.
4. Jetzt geben Sie das Gemüse in die, mit der Brühe gefüllten, Pfanne und lassen es dann für ca. 6 Minuten garen.
5. Schmecken Sie es mit Salz, Pfeffer und Zitronensaft abschmecken.
6. Die restliche Brühe vermischen Sie mit 4 EL saurer Sahne, denn das ergibt eine herrlich leichte Soße.

Nährwerte pro Portion:166kcal | 20 g KH | 6 g Fett | 11 g EW

Lachs mit Gemüse

Zutaten für 2 Portionen:

2 Lachsfilets

150 g Möhren

100 g Knollensellerie

100 g Lauch

2 EL Dill

2 TL Zitronensaft

80 ml Weißwein

Salz & Pfeffer

Zubereitung:

1. Im ersten Schritt waschen Sie das Gemüse und putzen bzw. schälen es.
2. Schneiden Sie als nächstes die Möhren und den Sellerie in feine Streifen und den Lauch in dünne Ringe.
3. Mischen Sie den Dill mit dem Gemüse und würzen Sie alles mit Salz und Pfeffer.
4. Anschließend waschen Sie das Lachsfilet, trocken tupfen, beträufeln Sie dieses mit Zitronensaft und salzen und pfeffern Sie es.
5. Schneiden Sie ein Stück extrastarke Alufolie (ca. 30 x 30 cm) zu, verteilen Sie das Gemüse in die Mitte der Folie und setzen Sie das Fischfilet darauf.
6. Die Seitenränder der Folie klappen Sie bitte hoch und gießen Sie den Weißwein über den Fisch. Die Die Folienränder falten Sie nun zusammen und verschließen Sie die Päckchen sorgfältig.
7. Als letztes setzen Sie diese auf den Grill und lassen Sie die kleinen Päckchen 10 - 12 Minuten garen.

Nährwerte pro Portion:360 kcal | 7 g KH | 20 g F | 32 g EW

Lachsfilets mit Dill-Sauce

Zutaten für 2 Portionen:

400 g Lachsfilet (Ich bevorzuge TK)

60 g Cornichons

1 EL Rapsöl

2 TL Kapern

1 Knoblauchzehe

100 ml Gemüsebrühe

100 ml Schlagsahne

4 Stiele Dill

1/2 TL Mehl

Zucker

Salz

Pfeffer

Zubereitung:

1. Bitte würfeln Sie die Cornichons.

2. Würzen Sie es jetzt mit Salz und Pfeffer. Braten Sie die Fischfilets pro Seite 5 Minuten im Rapsöl an. Anschließend stellen Sie die Filets bitte warm.
3. Jetzt mischen Sie dieKapern mit dem Mehl und dünsten Sie mit den Cornichons im restlichen Fett in der Pfanne an.
4. Pressen Sie bitte den Knoblauch dazu und lassen Sie auch diesen kurz mit andünsten.
5. Jetzt geben Sie die Brühe und die Sahne dazu und lassen Sie diese bei starker Hitze auf die Hälfte einkochen.
6. Anschließend zupfen Sie noch die Dillspitzen ab und hacken diese klein.
7. Schmecken Sie die Sauce mit Salz, Pfeffer ab.
8. Zum Schluss rühren Sie den Dill unter und servieren Sie den Lachs mit der Sauce.

Nährwerte pro Portion:497 kcal |6 g KH | 35 g Fett | 38 g EW

Lachsfiletspieße mit Spargel und Sauerampfercreme

Zutaten für 2 Portionen:

½ Bund Sauerampfer

½ Zitronen

100 g Joghurt

3 EL Crème fraîche)

40 g weißer Spargel

1 Bund Frühlingszwiebeln

300 g Lachsfilet

2 EL Rapsöl

1 Prise Rohrzucker

Salz

Pfeffer

Zubereitung:

1. Waschen Sie den Sauerampfer und schleudern Sie ihn anschließend trocken.
2. Bitte entfernen Sie nun die dicken Stiele und hacken Sie die Sauerampferblätter grob.
3. Pressen Sie im nächsten Schritt eine Zitronenhälfte aus.
4. Den Sauerampfer geben Sie in ein hohes Gefäß und fügen Joghurt, Tofu, 1 TL Zitronensaft, Salz und Pfeffer zu.

5. Alles pürieren Sie mit dem Stabmixer fein.
6. Anschließend waschen Sie den Spargel, schälen diesen gründlich und schneiden die holzigen Enden ab.
7. Schneiden Sie Spargelstangen bitte schräg in dünne Scheiben und legen diese beiseite.
8. Nun waschen, putzen Sie die Frühlingszwiebeln und schneiden diese in dünne Ringe.
9. Das Lachsfilet spülen Sie ab, trocken tupfen und danach in 2 cm breite Streifen schneiden.
10. Rollen Sie die Filets jeweils mit der grauen Seite nach innen zu Schnecken auf, stecken diese mit Zahnstochern fest und würzen alle mit Salz und Pfeffer.
11. Die Hälfte des Öls erhitzen Sie in einer großen, beschichteten Pfanne und braten die Spargelscheiben darin bei starker Hitze 4–5 Minuten kräftig an.
12. Würzen Sie anschließend alles kräftig mit Salz, Pfeffer, 1 Prise Zucker und dem restlichen Zitronensaft.
13. Zeitgleich erhitzen Sie in einer 2. Pfanne das restliche Öl und braten die Lachsspieße darin bei starker Hitze von jeder Seite 2 Minuten an.
14. Mischen Sie jetzt die Frühlingszwiebeln unter den Spargel und lassen alles noch 1 Minute braten.
15. Richten Sie die Lachsspieße auf einer Platte an und servieren Sie dazu die Sauerampfercreme.

Nährwerte pro Portion: keine Angaben

Lammkoteletts mit Spargel

Zutaten für 2 Portionen:

Für das Lammkotelett

Lammkarree ca. 400 g

1 Eigelb

30 g Butter

1 EL Olivenöl

1 EL Semmelbrösel aus Low Carb Brot

frische Kräuter:

Rosmarin, Thymian, Salbei, Petersilie

Grantapfel

Meersalz & Pfeffer (Mühle)

Für den Spargel

600 g grünen Spargel

1 TL Butter

1 Prise Salz

Zubereitung:

Heizen Sie als erstes den Backofen auf 160°C Ober-Unterhitze vor.

Waschen Sie nun das Fleisch, tupfen es trocken und würzen dieses mit Salz und Pfeffer.

Braten Sie als nächstes das Fleisch in einer Bratenpfanne von allen Seiten an und anschließend garen Sie es auf dem Grillrost (Fettpfanne darunter) für 25 - 30 Minuten.

Geben Sie jetzt Butter, Brösel, Eigelb, Senf, und 1 EL gehackte Kräuter in eine Schüssel und verrühren Sie alles gut.

Schmecken Sie anschließend die Zutaten mit Salz und Pfeffer ab, stellen Sie diesebei Seite und verteilen Sie es etwa 10 Minuten vor dem Ende der Backzeit auf dem Lammfleisch.

Nun waschen Sie bitte den Spargel, putzen und eventuell schneiden Sie die holzigen Enden ab.

Blanchieren Sie den Spargel in reichlich Salzwasser für ca. 8 - 10 Minuten. Danach mit einem Sieblöffel aus dem Wasser nehmen und gut abtropfen lassen.

Richten Sie jetzt das Lammkaree auf einer Platte mit dem Spargel zusammen an und verteilen Sie Granatapfel darüber.

Zum Anrichten schneiden Sie das Karee in Kottelet und servieren Sie diese.

Nährwerte pro Portion:475 kcal |6 g KH| 33 g Fett | 48 g EW

Lammlachse an Salat

Zutaten für 2 Portionen:

250g Lammlachse

1 Roman Salatherz

1 Bund Rucola

6 Radieschen

6 Cherrytomaten

1/3 Salatgurke

1 Möhre

30g Alfalfa Sprossen

1 EL Olivenöl

5 Zweige Thymian

2 Zweige Rosmarin

Salz & Pfeffer

Zubereitung:

1. Bitte waschen Sie die Lammlachse und tupfen diese trocken.
2. Trennen Sie als nächstes den Thymian und die Rosmarinblätter vom Stiel und hacken Sie diese zusammen klein.
3. Reiben Sie damit die Lammlachse ein und würzen Sie es noch mit Salz und Pfeffer.
4. Wickeln Sie die Lammlachse in Frischhaltefolie und lassen Sie diese ca. 30 Minuten durchziehen.
5. Waschen Sie nun das Gemüse und rupfen Sie den Salat und den Rucola anschließend klein.
6. Vierteln Sie anschließend die Gurke, Radieschen und Cherrytomaten.
7. Die Möhre schälen, vierteln und schneiden Sie diese in kleine Stückchen.
8. Geben Sie als nächstes alles in eine Schüssel, mengen Sie es gut durch und schmecken es mit Olivenöl, Salz und Pfeffer ab.
9. Geben Sie etwas Öl in eine Pfanne, lassen Sie es heiß werden und braten Sie die Lammlachse darin 1-2 Minuten von jeder Seite an.
10. Schneiden Sie nun die Lammlachse in dünne Scheiben und richten Sie diese zusammen mit dem Salat auf einem Teller an.
11. Die Sprossen verteilen Sie über den Salat und alles servieren.

Nährwerte pro Portion:220 kcal |5 g KH| 9 g Fett | 29 g EW

Low Carb Champignon-Cremesuppe

Zutaten für 2 Portionen:

4Röschen Blumenkohl

125 g Champignons

1 mittelgroße Zwiebel

200 ml Gemüsebrühe

1 EL Rapsöl

50 ml Milch

Salz &Pfeffer

Zubereitung

1. Schneiden Sie die Blumenkohlröschen aus dem Blumenkohlkopf heraus und waschen Sie diese kurz mit Wasser ab.
2. Die Pilze schneiden Sie bitte in Scheiben und die Zwiebel grob in Streifen.
3. Erhitzen Sie jetzt das Öl, braten Sie die Blumenkohlröschen und die Zwiebel darin an und lassen es ca. 5 Minuten dünsten.
4. Die Pilze geben Sie nun dazu und braten diese mit.
5. Nehmen Sie anschließend 2 EL Pilze heraus und stellen sie bei Seite.
6. Gießen Sie jetzt die Brühe und die Milch dazu und würzen Sie alles mit Salz und Pfeffer.
7. Lassen Sie die Suppe bitte ca. 15 Minuten garen und anschließend pürieren Sie alles.
8. Schmecken Sie zu letzte die Suppe ab und garnieren Sie diese mit den entnommenen Pilzen.

Nährwerte pro Portion:214 kcal |9 g KH| 15 g Fett | 7 g EW

Low Carb Königsberger Klopse

Zutaten für 2 Portionen:

1/2altbackenes Brötchen

1 Zwiebeln

½ Bund Petersilie

250 g Kalbshack (beim Fleischer vorbestellen)

1Eier

½ EL mittelscharfer Senf

650 ml Brühe

1,5 TL Speisestärke (15 g)

20 g Kapern (Glas)

100 ml Sojacreme

4 Kapernäpfel (Glas)

Salz

Pfeffer

Zubereitung:

1. Lassen Sie das halbe Brötchen in warmem Wasser etwa 10 Minuten einweichen. Bitte schälen Sie die Zwiebeln und würfeln Sie diese sehr fein. Waschen Sie danach die Petersilie, schütteln diese trocken, zupfen die Blätter ab und hacken sie fein.
2. Nun drücken Sie das halbe Brötchen gut aus und kneten diese in einer Schüssel mit Fleisch, Ei, Zwiebel, Petersilie, Senf sowie Salz und Pfeffer zu einem Teig.
3. Mit feuchten Händen formen Sie bitte daraus vier etwa gleich große Klopse.
4. Bringen Sie nun die Brühe zum Kochen und geben Sie die Klopse hinein. Lassen Sie alles einmal aufkochen. Zugedeckt lassen Sie es bei mittlerer Hitze knapp unter dem Siedepunkt in 15-20 Minuten gar ziehen.
5. Messen Sie nun 300 ml von der Kochflüssigkeit ab und geben Sie diese durch ein Sieb in einen zweiten Topf. Halten Sie während dessen die Klopse im restlichen Sud warm.
6. Bringen Sie es bitte erneut zum Kochen.
7. Währenddessen rühren Sie Speisestärke in kaltem Wasser glatt, rühren Sie diese in die kochende Brühe und lassen es noch mal kurz aufkochen lassen.
8. Lassen Sie nun die Kapern abtropfen und geben Sie diese mit Sojacreme dazu. Jetzt alles 1 Minute kochen lassen und mit Salz und Pfeffer würzen.
9. Heben Sie jetzt die Klopse mit einer Schaumkelle aus dem Sud, lassen diese abtropfen und geben Sie sie in die Sauce.
10. Die Kapernäpfel lassen Sie abtropfen und richten Sie diese darauf an. Je nach Belieben können Sie nun alles mit Petersilie garnieren und servieren. #
11. Dazu empfehle ich Low Carb Reis.

Nährwerte pro Portion:460 kcal | 17 g KH| 24 g Fett | 42 g EW

Low Carb Pasta mit Pute und Spargel

Zutaten für 2 Portionen:

250 g Putenfleisch

1 mittelgroße, gehackte Zwiebel

2 Zehen gehackten Knoblauch

1 EL Olivenöl

125 g Low Carb Nudeln

1 Dose Tomaten

1 Handvoll grüner Spargel (nur die Spitzen verwenden)

Zubereitung:

1. Die Zwiebel und den Knoblauch schälen und beides in feine Würfel schneiden.
2. Schneiden Sie zunächst das Putenfleisch in feine Stücke. Braten Sie es mit Zwiebeln und Knoblauch in Öl an.
3. Geben Sie danach die Tomaten hinzu und lassen Sie alles 10 Minuten köcheln.
4. Kochen Sie die Nudeln nach Packungsanweisung und mischen Sie diese danach mit dazu.
5. Am Ende heben Sie den gekochten Spargel unter.

Nährwerte pro Portion:380 kcal |16 g KH| 12 g Fett | 18 g EW

Low Carb Pfannkuchen mit Lachs

Zutaten für 3 Portionen

70 g Mandelmehl

80 g Eiweißpulver

3 Eier

Wasser

Für die Füllung

200 g Lachsfilet geräuchert

40 g Frischkäse

40 g Meerrettich

1/4 Bio Gurke

3 - 4 Stängel Dill

1 Bio Zitrone

1 Prise Salz

Zubereitung:

1. Zum Anfang vermischen Sie bitte das Eiweißpulver mit dem Mandelmehl in einer großen Schüssel.
2. Trennen Sie ein Ei. Das Eiweiß schlagen Sie schön steif.
3. Die anderen zwei Eier, Wasser und eine Prise Salz geben Sie zu der Mehlmischung und mixen alles durch.
4. Das Eiweiß heben Sie bitte vorsichtig mit einem Löffel unter.
5. Pinseln Sie eine beschichtete Pfanne mit Öl aus und backen 4 - 6 gleichgroße Pfannkuchen.
6. Danach lassen Sie diese gut abkühlen und schneiden Sie die Rundungen links und rechts ab. Die Abschnitte können Sie später einfach mit einrollen. Vermischen Sie den Frischkäse mit dem Meerrettich und streichen Sie die Mischung dünn auf die Pfannkuchen.
7. Trennen Sie die Lachsscheiben trennen und wollen Sie 4 - 6 kleine Stückchen zusammen und legen Sie diese bei Seite.
8. Die übrigen Lachsscheiben verteilen Sie auf die Pfannkuchen und beträufeln Sie diese mit Zitrone.
9. Waschen Sie nun die Salatgurke, schneiden Sie diese längs in dünne Streifen und verteilen Sie diese mit etwas Dill auf die Pfannkuchen.
10. Die Pfannkuchenabschnitte legen Sie mit hinein und die Pfannkuchen rollen Sie zusammen. Zum Schluss legen Sie die eingerollten Lachsstückchen auf die Pfannkuchen, geben ein paar Dillspitzen dazugeben und beträufeln alles mit ein paar Tropfen Zitrone.

Nährwerte pro Portion:628 kcal | 9 g KH | 38 g F | 58 g EW

Low Carb Shrimp Pasta

Zutaten für 2 Portionen:

1 großer Spaghetti Kürbis

Salz und Pfeffer

500 Gramm Shrimp (geschält & ausgenommen)

1 TL Olivenöl

1 TL Lemon Juice

2 TL Basilikum

Zubereitung:

1. Heizen Sie den Ofen auf 190 Grad vor.
2. Geben Sie den Spaghetti Kürbis auf ein Backblech und geben Sie ihn auf ein Backblech und geben Sie den Kürbis für 30 Minuten in den Ofen. Nach 30 Minuten herausnehmen und abkühlen lassen. Dann schneiden Sie den Kürbis der Länge nach auf und entfernen mit einem Löffel die Kerne. Das restliche Fruchtfleisch kratzen Sie mit einer Gabel heraus und geben Sie es in einer Schüssel.
3. Geben Sie die Shrimps auf ein Backblech und träufeln Sie einen Löffel Olivenöl darüber und rösten Sie die leckere Zutat für ca. 10 Minuten.
4. Geben Sie die Shrimps nun in die Schüssel zu den Low Carb Spaghetti und geben Sie das Basilikum, Salz & Pfeffer zu und mischen Sie alle Zutaten gut durch.

Nährwerte pro Portion:312 Kcal | 10g Fett | 15 g KH | 44 g Protein

Low Carb-Spaghetti mit Hackfleischsauce

Zutaten für 2 Personen

3 Zucchini

1 Zwiebel

2 Knoblauchzehen

500g Hackfleisch

200g geschälte Tomaten

1 EL Tomatenmark

Olivenöl

Salz

Pfeffer

Gekörnte Gemüsebrühe

Oregano

Parmesan

Zubereitung

1. Waschen Sie zuerst die Zucchini und hobeln (oder schneiden) Sie diese danach zu Spaghetti-ähnlichen Streifen. Diese stellen Sie dann auf Seite.
2. Nun erhitzen Sie das Olivenöl in einer Pfanne und braten die klein geschnittenen Zwiebeln und den gepressten Knoblauch darin an. Die Zwiebeln und den Knoblauch nun aus der Pfanne nehmen und erneut einige Tropfen Öl in die Pfanne geben. Jetzt braten Sie darin das Hackfleisch scharf an.
3. Wenn das Hackfleisch angebraten ist, geben Sie die Zwiebeln und den Knoblauch wieder hinzu. Fügen Sie anschließend das Tomatenmark sowie die geschälten Tomaten hinzu und schmecken Sie es mit Salz, Pfeffer und etwas gekörnter Gemüsebrühe ab.
4. Heben Sie nun die Zucchini-Spaghetti unter, rühren Sie es gut um und lassen Sie es etwa 1 Minute mit braten. Jetzt alles noch mal mit Salz und Pfeffer abschmecken. Mit Parmesan bestreuen und genießen.

Nährwerte pro Portion:611 kcal | 24 g KH | 35 g F | 55 g EW

Meeres-Low Carb Lasagne mit Gemüse

Zutaten für 2 Portionen:

1 Zucchino

2 Möhren

1 Dose Tomaten

Tomatenmark

1 EL Frischkäse Balance

1 Dose Thunfisch, in Wasser

400 g Lachsfilets

Knoblauchpulver

Majoran

1 Knoblauchzehe

100 g Feta-Käse

etwas Mozzarella, geraspelt

Salz und Pfeffer

Zubereitung:

1. Waschen Sie zuerst die Zucchini und die Möhren und schneiden Sie alles in feine Streifen.
2. Danach legen Sie das Gemüse auf ein Küchenpapier und salzen Sie alles, damit es Wasser verliert.
3. Sie sollen später als Lasagneplatten dienen.
4. Anschließend schälen Sie die Knoblauchzehe und schneiden Sie diese in kleine Scheiben.
5. Den Feta schneiden Sie bitte in Würfel.
6. Würzen Sie den Fisch mit Salz und Pfeffer und braten Sie ihn in der Pfanne von beiden Seiten an, danach braten Sie den Knoblauch kurz mit.
7. Die Tomaten geben Sie über den Fisch und mit Hilfe des Pfannenhebers zerstoßen Sie es so, dass eine ähnliche Konsistenz wie bei einer Hackfleischsoße entsteht.
8. Geben Sie jetzt den Thunfisch dazu und zerstoßen Sie diesen ebenfalls.
9. Nun schmecken Sie alles mit Salz, Majoran, Knoblauchpulver und Pfeffer ab und geben Sie etwas Tomatenmark hinzu.
10. Lassen Sie jetzt alles ein paar Minuten auf niedriger Flamme köcheln.
11. Wenn die Soße eine cremige Konsistenz hat, geben Sie 1-2 EL Frischkäse hinzu, gut umrühren und dann schmecken Sie es nochmals ab.
12. Sollte die Soße noch zu wässrig sein, können Sie nochmals etwas Tomatenmark unterrühren.
13. Dann heizen Sie den Backofen auf 180 Grad vor.
14. Die Zucchini und Möhren tupfen Sie bitte mit einem Küchenpapier ab und legen eine Schicht Zucchini, genau wie Lasagneplatten in die Auflaufform.
15. Legen Sie anschließend ein paar Möhrenstreifen in Gitterform auf die Zucchini und jetzt verteilen Sie eine Schicht Soße so auf dem Gemüse, so dass alles gut bedeckt ist.
16. Anschließend krümeln Sie ein paar Stücke Fetakäse darüber und wieder eine Schicht Zucchini und Möhren, dann Soße, dann Fetakäse.
17. Zum Schluss verteilen Sie etwas geraspelten Mozzarella auf der Lasagne und stellen Sie diese 20 Minuten bei 180 Grad in den Ofen.

Nährwerte pro Portion:320 kcal | 13 g KH | 23,91 g F | 49,75 g EW

Mexikanische Paprikapfanne

Zutaten für 2 Portionen:

2,5 große rote Paprika, jeweils längs gedrittelt oder geviertelt damit Paprika-Schälchen entstehen

1/2 rote Zwiebel gewürfelt

1 Zehe Knoblauch fein gehackt

200 g mageres Rinderhackfleisch

2 EL Tomatenmark

2 EL Wasser

1/2 Dose abgetropfte Kidney-Bohnen

50 g Frischkäse

100 g Gouda mittelalt in Scheiben

1/2 Chili gehackt (alternativ auch getrocknete Chili-Flocken)

Rosenpaprika, Kreuzkümmel

Olivenöl

Salz, Pfeffer

Zubereitung:

1. Als erstes heizen Sie den Backofen auf 180 Grad Umluft vor.
2. Braten das Hackfleisch, die Zwiebel und den Knoblauch in Olivenöl an, fügen anschließend die Chilistücke und das Tomatenmark mit hinzu und rühren alles gut durch.
3. Als nächstes würzen Sie bitte alles kräftig mit Kreuzkümmel, Rosenpaprika, Salz und Pfeffer und lassen es ca. 5-10 Minuten unter Rühren gar braten.
4. Nun geben Sie das Wasser dazu, sodass nichts mehr anhängt.
5. Am Ende fügen Sie auch die Kidney- Bohnen bei und rühren den Frischkäse unter.
6. Die Hackfleischmischung füllen Sie in die vorbereiteten Paprikaschalen und belegen diese mit passend groß geschnittenen Goudascheiben.
7. Legen Sie nun die Paprika auf ein Backblech mit Backpapier nebeneinander und geben diese für 25 Minuten in den Ofen.

Nährwerte pro Portion: 563 kcal | 16,55 g KH | 36,85 g F | 40,88 g EW

Muffins mit Gemüse

Zutaten für 16 Muffins = 4 Portionen

1 mittelgroßer Blumenkohl geraspelt

1 Brokkoli 500 g geraspelt

1 rote Zwiebel fein gehackt

400 g Hausmacher Blutwurst aus der Dose klein geschnitten

3 Eier Größe L zu Rührei verrührt

Salz und Pfeffer

Fett zum Braten

Zubereitung:

1. Als erstes heizen Sie den Backofen auf 180 Grad Umluft vor.
2. Dünsten Sie die Zwiebel in etwas Fett in einem großen Topf glasig an.
3. Fügen Sie anschließend den Blumenkohl und den Brokkoli dazu und lassen Sie alles unter Rühren heiß werden. Nun geben Sie auch die Blutwurststücke mit rein und lösen diese unter Rühren auf.
4. Die braune, dickere Soße schmecken Sie mit Salz und Pfeffer kräftig ab.
5. Lassen Sie die Mischung lauwarm abkühlen und rühren dann das flüssige Rührei unter.
6. Zum Schluss befüllen Sie das Muffinblech mit der Masse oder Sie verwenden eine Auflaufform und lassen es 30 Minuten backen.

Nährwerte pro Portion: 407,5 kcal | 7,37 g KH | 32,07 g F | 22,11 g EW

Ossobuco mit geschmortem Gemüse

Zutaten für 2 Portionen:

1 Zwiebel

1 Möhre

1 Stange Staudensellerie

1,5 EL Mehl

1 TL Paprikapulver (rosenscharf)

600 g Beinscheibe vom Kalb (ca. 3 cm dick)

1 EL Olivenöl

75 ml Weißwein oder Traubensaft

175 ml Kalbsfond

1/2 Knoblauchzehe

2 Stiele Petersilie

1 Bio-Orange

100 g Erbsen (tiefgekühlt)

Salz

Pfeffer

Zubereitung:

1. Bitte schälen Sie zuerst die Zwiebeln und die Möhren, putzen Sie den Staudensellerie, waschen und entfädeln Sie diesen.
2. Schneiden Sie das Gemüse in etwa 5 mm große Würfel.
3. Nun mischen Sie das Mehl mit dem Paprikapulver.
4. Die Beinscheiben wenden Sie bitte im gewürzten Mehl und klopfen das überschüssige Mehl ab.
5. Erhitzen Sie anschließend Öl in einem Bräter, braten das Fleisch in 2 Portionen von beiden Seiten darin goldbraun an und würzen es mit Salz und Pfeffer.
6. Nehmen Sie das Fleisch herausnehmen und geben Sie die Zwiebel-, Möhren- und Selleriewürfel in den Bräter. Dünsten Sie diese jetzt 5-6 Minuten unter Rühren farblos an.
7. Rühren Sie jetzt den Wein oder Saft ein und gießen den Kalbsfond zu.
8. Geben Sie nun das Fleisch wieder in den Bräter und lassen dieses zugedeckt 1 1/2-2 Stunden bei kleiner Hitze schmoren, aber bitte dabei einmal wenden. Die genaue Schmorzeit hängt von der Dicke der Beinscheibe ab, das Fleisch soll weich sein.
9. Für die Würzmischung schälen Sie den Knoblauch und hacken ihn fein.
10. Waschen Sie die Petersilie waschen, schütteln Sie diese trocken, zupfen die Blätter ab und hacken diese ebenfalls fein.
11. Die Orange spülen Sie bitte heiß ab, reiben sie trocken, schälen die Schale dünn ab und schneiden Sie diese in feine Streifen.
12. Mischen Sie bitte die Orangenschale mit Knoblauch und Petersilie.
13. Die Hälfte der Würzmischung geben Sie mit den Erbsen zum fertig gegarten Fleisch, erhitzen es ca. 5 Minuten und würzen alles mit Salz und Pfeffer.
14. Jetzt bestreuen Sie den Ossobuco mit der restlichen Gewürzmischung und servieren es.

Nährwerte pro Portion:441 kcal | 13 g KH| 13 g Fett | 64 g EW

Paprika - Putenspieße mit Blumenkohlreis

Zutaten für 2 Portionen:

250 g Fleisch aus der Putenoberkeule (ohne Knochen und Haut) in Würfel geschnitten

125 g Schinkenspeck ohne Fettrand am Stück und dann quer in 5 mm dicke Scheiben geschnitten

250 g Bunte Paprika, jeweils in größere Stücke zerteilt

250 g Zwiebel geschält, halbiert und zerteilt

100 ml Gemüsebrühe oder Fleischbrühe

1/2 Blumenkohl grob geraspelt

1/2 Zwiebel fein gewürfelt

1/2 Glas Tomaten- Pesto Gewürze

Zubereitung:

1. Als erstes pressen Sie bitte 2 Zehen Knoblauch aus und mischen es mit Olivenöl, Salz, Pfeffer, Paprika, Curry, Thymian, Majoran zu einem Gyrosgewürz.
2. Marinieren Sie die Putenfleischwürfel mit Olivenöl, dem Knoblauch und den Gewürzen und lassen Sie diese mindestens einen halbe Tag im Kühlschrank ziehen.
3. Die Bestandteile der Spieße stecken Sie abwechselnd auf Metall- oder Holzspieße und legen Sie diese in eine Ofenform.
4. Die übrigen Paprika- und Zwiebelstücke werfen Sie mit in die Form.
5. Bestreuen Sie alles noch mal mit Paprika und Salz und gießen Sie die Brühe dazu.
6. Dann geben Sie die Paprika-Fleischspieße für 45 Minuten in den Backofen.
7. Zwischenzeitlich erhitzen Sie etwas Olivenöl in einem Topf und dünsten die Zwiebel glasig an.
8. Anschließend geben Sie den geraspelten Blumenkohl dazu und lassen alles unter Rühren 8-10 Minuten bissfest braten.
9. Zum Schluss fügen Sie zur Tomatisierung das Tomaten-Pesto hinzu und schmecken es noch final mit Salz und Pfeffer ab.
10. Alternativ können Sie auch eine Tomatensoße oder zuckerfreien Ketchup für den Tomatengeschmack. nehmen.
11. Servieren Sie es gemeinsam mit den Fleischspießen und geben Sie noch etwas von der würzigen Brühe über den Blumenkohlreis.

Nährwerte pro Portion:350 kcal | 17,15 g KH | 7,72 g F | 50,32 g EW

Paprika gefüllt mit Rinderhackfleisch

Zutaten für 2 Personen

250 g Rinderhack

4 Paprika

4 Tomaten

½ kleine rote Chilischote

½ Stück Ingwer

1 Knoblauchzehe

1 EL Olivenöl

35 ml Tomatensaft

65 ml Gemüsebrühe

50 g Schafskäse

½ TL getrocknete Kräuter der Provence

1 Lauchzwiebel

Salz und schwarzer Pfeffer

Zubereitung:

Waschen Sie die Paprikas. Putzen Sie die Paprika und schneiden Sie das obere Ende ab.

Waschen und halbieren Sie die Tomaten.

Danach setzen Sie Paprikaschoten mit der Öffnung nach oben in eine Auflaufform. Freie Stellen oder auch Lücken können Sie mit den Tomatenhälften füllen. Jetzt hacken Sie das Chili, den Ingwer sowie den Knoblauch in kleine Stücke.

Heizen Sie nun Ihren Backofen auf 200 Grad vor.

Erhitzen Sie bitte das Öl in einer großen Pfanne und schwitzen darin Chili, Ingwer und Knoblauch an. Geben Sie nun das Rinderhackfleisch dazu, braten Sie es unter Rühren krümelig an und salzen Sie es.

Den Tomatensaft und die Brühe verteilen Sie bitte über den Paprikahälften und den Tomaten. Das Hackfleisch geben Sie darüber und streuen den Schafsläse drauf.

Nun können Sie es mit den getrockneten Kräutern würzen und etwas pfeffern.

Bei 200 Grad backen Sie es ca. 20 Minuten und dann schalten Sie den Ofen aus, um den Auflauf weitere 10 Minuten ziehen lassen.

In der Zwischenzeit können Sie bitte die Lauchzwiebeln waschen, putzen, in feine Ringe schneiden und direkt über den frisch gebackenen Auflauf streuen.

Nährwerte pro Portion:470 kcal | 27 g KH | 27 g F | 41 g EW

Paprika-Fisch-Gulasch

Zutaten für 2 Portionen

400 g Zanderfilet (ohne Haut)

1 rote Paprika

1 gelbe Paprika

1 rote Zwiebeln

1/2 Knoblauchzehe

1 EL Öl

250 ml Gemüsebrühe

2 EL Pernod

1 Stiel Dill

1 EL Paprikapaste

1 EL edelsüßes Paprikapulver

1/2 TL Kümmel

Salz

Pfeffer

Zubereitung:

1. Waschen Sie die Paprikaschoten unter kaltem Wasser ab. Nun halbieren und entkernen Sie die Paprikaschoten. Anschließend der Länge nach in dünne Streifen schneiden.
2. Schälen Sie die rote Zwiebel. Schneiden Sie diese nun in halbe Ringe und pressen Sie eine Knoblauchzehe durch.
3. Erhitzen Sie das Öl in einem großen Topf und dünsten Sie das Gemüse und den Kümmel darin an.
4. Verrühren Sie es nun mit der Paprikapaste und edelsüßem Paprikapulver und lassen es leicht anrösten. Jetzt gießen Sie bitte die Gemüsebrühe zu und lassen Sie das Gemüse zugedeckt bei mittlerer Hitze 8-10 Min. garen.
5. Würzen Sie es nun mit Salz, Pfeffer und Pernod. Lassen Sie die Soße solange einkochen, bis die gewünschte Konsistenz erreicht ist.
6. Schneiden Sie anschließend das Zanderfilet in 2,5 cm große Würfel. Anschließend mit Salz und Pfeffer würzen.
7. Geben Sie den Fisch zum Gemüse und garen Sie diesen zugedeckt bei sehr milder Hitze 5 Min. mit. Zupfen Sie jetzt noch vom Dill die Spitzen ab und streuen Sie diese auf das Gulasch.

Nährwerte pro Portion:285 kcal |10 g KH | 7 g Fett | 41 g EW

Paprikaschoten gefüllt mit Hackfleisch

Zutaten für 2 Portionen:

2 rote Paprika

200 g Hackfleisch (Rind)

20 g Reis

1/2 Zwiebel

1/2 Dose Tomaten

1 EL Hagebuttenmarmelade

Olivenöl

Butter

1/4 Bund Petersilie

Pimentpulver

Salz & Pfeffer

Zubereitung:

1. Waschen Sie als erstes die Paprikaschoten gut ab, schneiden Sie die Deckel ab, entfernen Sie die Trennwände und Kerne im Inneren und waschen Sie diese noch mal gut aus.
2. Fetten Sie eine Ofenform mit Butter ein und setzen Sie die Paprikaschoten hinein.
3. Das Innere der Schoten streuen Sie mit ein wenig mit Salz und Pfeffer aus.
4. Als nächstes würfeln Sie die Zwiebel fein.
5. In einer Pfanne erhitzen Sie nun das Olivenöl und braten die Zwiebel und das Hackfleisch scharf anbraten.
6. Hacken Sie anschließend die Petersilie fein, geben Sie diese mit dem Reis und einer halben Tasse Wasser dazu und lassen Sie alles gut durchkochen.
7. Schmecken Sie nun die Sauce mit Pimentpulver, Salz und Pfeffer ab und füllen Sie diese in die Paprikaschoten.
8. Setzen Sie nun den Deckel wieder auf und gießen Sie ein wenig Olivenöl darüber.
9. Verteilen Sie um die Paprikaschoten herum eine Dose gestückelte Tomaten mit einem EL Hagebuttenmarmelade und ein wenig Salz.
10. Lassen Sie alles im Backofen bei 175 Grad auf der mittleren Schiene für ca. 50 Minuten garen.

Nährwerte pro Portion:164 kcal | 9 g KH | 8 g F | 12 g EW

Puten Pfanne mit Bärlauch

Zutaten für 2 Portionen:

300 g Putengeschnetzeltes

2 Stangen Lauch in Ringe geschnitten

2 Karotten in Streifen geschnitten

300 g braune Champignons je nach Größe geviertelt oder halbiert

2 EL Bärlauchpaste

100 g Frischkäse

Kokosöl

Salz und Pfeffer

Zubereitung:

1. Erhitzen Sie eine große Pfanne und braten Sie die Putenstreifen scharf an, bis sie fast gar sind.
2. Die Karotten geben Sie anschließend dazu und lassen Sie diese ebenfalls 2-3 Minuten mitbraten.
3. Fügen Sie jetzt auch den Rest des Gemüses hinzu und unter Rühren braten Sie alles weitere 5 Minuten knackig an.
4. Geben Sie anschließend die Bärlauchpaste und den Frischkäse dazu rühren Sie es gut unter und schmecken Sie es mit Salz und Pfeffer ab.

Nährwerte pro Portion: 608 kcal | 11,4 g KH | 38,22 g F | 55,2 g EW

Putenbrust mit Gemüsesauce

Zutaten für 2 Portionen:

500 g Putenbrust

100 g Möhren

100 g Knollensellerie

100 g Porree

3 Stiele Thymian

1 Zweig Rosmarin

2 Knoblauchzehen

Salz &Pfeffer

2,5 TL Mehl

½ EL Butterschmalz

250 ml Sahne

1 TL abgeriebene Biozitronenschale

Zubereitung:

1. Die Möhren und den Sellerie schälen und schneiden Sie bitte in 2 cm große Würfel.
2. Putzen Sie als nächstes den Porree, das Weiße und Hell- grüne schneiden Sie in 2 cm große Ringe und legen Sie es beiseite.
3. Binden Sie jetzt den Thymian und Rosmarin zu einem Sträußchen und hacken Sie den Knoblauch sehr fein.
4. Das Fleisch würzen Sie rundum mit Salz, Pfeffer und Knoblauch und wenden es bitte vorsichtig im Mehl.
5. Das überschüssige Mehl klopfen Sie ab und stellen es beiseite.
6. Braten Sie jetzt das Fleisch im heißen Butterschmalz bei mittlerer Hitze rundum 10 Min. goldbraun an und setzen Sie es in den Tontopf.
7. Braten Sie anschließend das Gemüse im Bratfett unter Rühren 3 Min. an, bestäuben Sie es mit 2 TL Mehl und rühren es unter.
8. Fügen Sie jetzt die Sahne, 100 ml Wasser und den Kräuterstrauß zu, lassen es aufkochen, salzen und pfeffern und geben Sie auch wieder alles in einen Topf der Ofengeeignet ist.
9. Schließen Sie diesen, stellen Sie den Topf auf das Rost auf der 2. Schiene von unten in den kalten Ofen und schmoren Sie die Putenbrust bei 200 Grad (keine Umluft!) 30 Min. Rühren Sie nun den Porree unter und lassen Sie alles weitere 30 Min. schmoren.
10. Die Putenbrust heben Sie anschließend aus der Sauce und entfernen den Kräuterstrauß.

11. Lassen Sie das Gemüse in einem groben Sieb abtropfen und fangen Sie die Sauce dabei auf. Pürieren Sie die Zitronenschale in der Sauce, geben Sie das Gemüse dazu servieren Sie alles mit dem aufgeschnittenen Fleisch.

Nährwerte pro Portion: 376 kcal |15 g KH| 15 g Fett | 12 g EW

Puten-Pfeffersteak

Zutaten für 2 Portionen:

1,5 TL eingelegter grüner Pfeffer

1,5 Schalotten

1 Knoblauchzehe

1 Bund Schnittlauch

2 dünne Putenschnitzel

2 EL Weinbrand oder Cranberrysaft

150 ml Sojacreme

Pfeffer

1 EL Öl

Salz

Zubereitung:

1. Lassen Sie den grünen Pfeffer in einem Sieb abtropfen und fangen Sie dabei die Lake auf. Die Pfefferkörner zerdrücken Sie mithilfe eines großen Messers.
2. Die Schalotten und den Knoblauch schälen Sie bitte und hacken dieses fein.
3. Als nächstes waschen Sie den Schnittlauch, trockenschütteln und in feine Röllchen schneiden.
4. Waschen Sie bitte die Putenschnitzel, tupfen Sie diese trocken, pfeffern und braten Sie in einer Pfanne im heißen Öl von jeder Seite bei sehr starker Hitze an.
5. Nehmen Sie diese aus der Pfanne, salzen und lassen Sie die Schnitzel in Alufolie gewickelt ruhen.

6. Dünsten Sie die Schalotten und den Knoblauch in der Pfanne unter Rühren bei mittlerer Hitze farblos an.
7. Geben Sie jetzt die Pfefferkörner und 2 EL Lake dazu und löschen Sie alles mit dem Weinbrand ab.
8. Jetzt kommt noch die Sojacreme dazu und lassen Sie diese cremig einkochen.
9. Nun geben Sie Schnitzel mit dem Bratensaft in die Pfanne und lassen es einmal aufkochen.
10. Bitte als letztes den Schnittlauch in die Pfanne geben und alles mit Salz und Pfeffer würzen.

Nährwerte pro Portion: 320 kcal | 2 g KH| 16 g Fett | 38 g EW

Puten-Saltimbocca mit Broccoli

Zutaten für 2 Portionen:

4 dünne Putenschnitzel (à 40g)

2 Scheiben Serrano-Schinken

4 Salbeiblätter

1 Knoblauchzehe

20 g italienischer Hartkäse

200 ml Milch

1 Spritzer Zitronensaft

400 g Broccoli

1 1/2 EL Olivenöl

1 TL heller Saucenbinder

Muskatnuss

Salz

Pfeffer

Zubereitung:

1. Als erstes legen Sie bitte die Schnitzel nebeneinander in einen Gefrierbeutel und klopfen diese z.B. mit einem Topfboden flach.
2. Die Schinkenscheiben nun quer halbieren.
3. Würzen Sie die Schnitzel Sie mit etwas Salz und Pfeffer.
4. Belegen Sie diese mit je einer Scheibe Schinken und einem Salbeiblatt und stecken die Pakete mit einem Zahnstocher fest.
5. Drücker Sie nun eine Knoblauchzehe an und reiben den Käse fein.
6. Lassen Sie als nächstes die Milch mit Knoblauch aufkochen und bei milder Hitze fünf Minuten köcheln. Entfernen Sie danach den Knoblauch und rühren Sie den Käse in die Sauce.
7. Würzen Sie diese mit Salz, Pfeffer und Zitronensaft.
8. Putzen Sie nun den Broccoli und schneiden Sie die Röschen ab.
9. Schälen Sie bitte den Broccolistrunk, halbieren Sie ihn längs und schneiden Sie den Strunk bitte in Scheiben.
10. Erhitzen Sie als nächstes 1/2 EL Öl in einem weiten Topf, dünsten Sie den Broccoli darin bei mittlerer Hitze 2 Min. an, und salzen Sie das Gemüse etwas.
11. Jetzt gießen Sie bitte 100 ml Wasser zu, lassen es aufkochen und zugedeckt 5 Min. garen.
12. Inzwischen erhitzen Sie 1 EL Öl in einer beschichteten Pfanne und braten die Schnitzel darin bei mittlerer bis starker Hitze auf jeder Seite drei Minuten an.
13. Kochen Sie nun die Käsesauce auf, rühren den Saucenbinder mit einem Schneebesen ein und lassen es noch mal kurz aufkochen.
14. Als nächstes pürieren Sie die Sauce mit dem Schneidstab, sodass die Sauce etwas schäumt.
15. Als letztes würzen Sie den Broccoli mit Pfeffer und frisch geriebener Muskatnuss und servieren Sie diesen mit den Schnitzeln und der Käsesauce.

Nährwerte pro Portion: 350 kcal |10 g KH| 16 g Fett | 34 g EW

Putenschnitzel mit Gemüsecreme

Zutaten für 2 Portion:

2 kleine Putenschnitzel

1 EL Vollkornmehl

1 EL geriebener Parmesankäse

1 EL Olivenöl

2 Zwiebeln

2 Paprikaschoten

1/8 l Gemüsebrühe

Salz & Pfeffer

Zubereitung:

Schneiden Sie zunächst die Zwiebeln und die Paprikaschoten in kleine Würfel und lassen Sie diese ca. 10 Minuten in der Gemüsebrühe garen. Anschließend pürieren Sie es mit dem Pürierstab fein und schmecken dies mit Salz, Pfeffer und je nach Geschmack mit etwas Zucker ab.

Nun spülen Sie die Putenschnitzel ab und tupfen diese mit Küchenpapier trocken. Vermischen Sie das Mehl mit dem Parmesan und wenden Sie das Fleisch bitte darin. Jetzt erhitzen Sie Öl und braten die Schnitzel von jeder Seite 2 Minuten braten.

Zum Schluss verteilen Sie die Paprikacreme auf die Teller und geben je ein Kalbsschnitzel drauf.

Nährwerte pro Portion: 253 kcal | 15 g KH | 11 g Fett | 26 g EW

Putenspieß mit Erdnuss-Sauce

Zutaten für 2 Portionen:

2 dünne Putenschnitzel

1 kleine Zwiebel

3 EL Öl

1 Knoblauchzehe

1 TL Currypulver (gehäuft)

100 ml ungesüßte Kokosmilch

2 EL Sojasauce

75 g Erdnusscreme

2 TL abgeriebene Limettenschale (unbehandelt)

1 EL Limettensaft

Salz

Cayennepfeffer

Zubereitung:

1. Würfeln Sie als erstes die Zwiebel fein.
2. In einer Pfanne erhitzen Sie als nächstes 1 EL Öl und dünsten die Zwiebeln darin glasig an. Pressen Sie nun die Knoblauchzehe aus und dünsten Sie diese mit an.
3. Geben Sie das Currypulver, Kokosmilch, 5 EL Wasser und Sojasauce dazu und lassen Sie alles aufkochen.
4. Als nächstes fügen Sie die Erdnusscreme, Limettenschale und Limettensaft zu, schmecken es mit Cayennepfeffer pikant ab und stellen Sie die Sauce beiseite.
5. Klopfen Sie nun die Putenschnitzel zwischen einer Frischhaltefolie flach und halbieren Sie diese längs und quer.
6. Stecken Sie je 1 Fleischstreifen ziehharmonikaartig auf 1 Holzspieß und würzen Sie diesen rundherum mit Salz und Cayennepfeffer.
7. Braten Sie jetzt in 1-2 EL heißem Öl die Spieße auf jeder Seite 3 Min. an.
8. Erhitzen Sie die Sauce erneut und servieren Sie diese zu den Spießen.

Nährwerte pro Portion: 565 kcal |7 g KH| 39 g Fett | 46 g EW

Räucherlachs mit Low Carb Reis

Zutaten für 2 Personen:

2 Stück Lachsfilet

Ein Kopf Blumenkohl

Salz und Pfeffer

Zubereitung Low Carb Reis:

1. Wasser in einen Kartoffeldämpfer geben und erhitzen.
2. Die Blätter des Blumenkohls mit einem Messer wegschneiden.
3. Die Röschen vom Kopf des Blumenkohls mit einem Messer entfernen.
4. Die einzelnen Röschen mit Hilfe eines Reibebretts in eine Schüssel reiben.
5. Den geriebenen Blumenkohl vorsichtig in das obere Gefäß des Kartoffeldämpfers geben und für ca. 10 – 15 Minuten dämpfen. Zwischendurch immer vorsichtig umrühren, damit die Löcher des Gefäßes nicht verstopfen und immer ausreichend Dampf durchströmen kann.

Zubereitung Lachs

1. Geben Sie 2 EL Rapsöl in eine Pfanne und geben Sie den Lachs in die Pfanne.
2. Nach ca. 6-8 Minuten wenden Sie den Lachs und braten den Fisch von der anderen Seite an.
3. Nun noch mit Salz und Pfeffer würzen.

Nährwerte pro Portion:285 kcal | 4 g KH | 25 g F | 29 g EW

Regensburger Würstchen mit Kohlrabi

Zutaten für 2-3 Portionen:

1 kg Kohlrabi

100 ml Gemüsebrühe

100 ml Sahne

2 EL Butterschmalz

Guakernmehl zum Andicken

1 Regensburger Würstchen

Salz

Muskatnuss

Petersilie

Zubereitung:

1. Zuerst schälen Sie bitte den Kohlrabi, waschen und lassen Sie ihn gut abtropfen.
2. Danach schneiden Sie ihn in dünne Scheiben.
3. Den Butterschmalz zerlassen Sie in einem Topf und dünsten die Kohlrabischeiben darin unter Rühren an.
4. Löschen Sie es mit der Gemüsebrühe ab und bei schwacher Hitze lassen Sie alles 15 Minuten mit Deckel gar kochen.
5. Bitte rühren Sie es gelegentlich um.
6. Fügen Sie die Sahne nach der Garzeit hinzufügen und lassen Sie das Ganze mit wenig Guakernmehl andicken.
7. Nun würzen Sie es mit Salz und Muskatnuss und rühren die gehackte Petersilie unter.
8. Spülen Sie die Regensburger Würstchen bitte kalt ab, trocken tupfen und geben Sie diese mit Haut zum Kohlrabi.
9. Sobald diese erwärmt sind, nehmen Sie sie heraus, pellen und schneiden Sie die Würste in Scheiben. Richten Sie den Kohlrabi an und geben Sie die Würstchenscheiben darauf.

Nährwerte pro Portion:334 kcal |9 g KH| 30 g Fett | 8 g EW

Ricottaküchlein

Zutaten für 4 Portionen:

40 g Parmesan

400 g Ricotta

1 Eigelb

Salz, Pfeffer, Muskat

1 TL geriebene Zitronenschale

Zubereitung:

1. Reiben Sie den Parmesan und mischen Sie den Ricotta in einer Schüssel zu einer Masse. Dann geben Sie das Eigelb sowie Salz, Pfeffer und Muskat zu.
2. Rühren Sie alles gut durch und geben Sie nun die geriebene Zitronenschale zu.
3. Geben Sie etwas Öl in einer Pfanne und geben Sie einige Löffel der Ricotta-Mischung nebeneinander in die Pfanne. Nachdem diese an der Unterseite goldbraun sind, wenden Sie Küchlein und braten diese von der anderen Seite an. Fertig...

Nährwerte pro Portion: 429 kcal | 32,5 g Fett | 4,7g KH | 30g EW

Rinderfiletscheiben in Ingwersauce

Zutaten für 2 Portionen:

1 EL Rapsöl

1 Rinderfilets (aus der Mitte, à 200 g)

1 EL ungeschälter Sesam

¼ Limetten

½ Stück Ingwer (ca. 20 g)

¾ TL Sesamöl

1 EL Mirin oder Birnensaft

½ EL Sojasauce

40 g Enokipilz

25 g Mizuna oder gemischte Baby-Salate

Meersalz

Pfeffer

Zubereitung:

1. 1 TL Öl in einer schweren Pfanne erhitzen. Das Fleisch trockentupfen und von jeder Seite 1–2 Minuten sehr scharf anbraten. Fleisch aus der Pfanne nehmen, in Alufolie wickeln und ca. 10 Minuten ruhen lassen.
2. Die Pfanne auswischen. Sesam darin rösten, herausnehmen und abkühlen lassen.
3. Limette auspressen. Ingwer schälen, in Stücke schneiden und in der Knoblauchpresse auspressen, den Saft auffangen. Ingwersaft mit Sesamöl, restlichem Rapsöl, 1 EL Limettensaft, Mirin und Sojasauce zu einer Marinade verrühren.
4. Das Fleisch in schmale Scheiben schneiden und auf 4 Teller verteilen. Die Hälfte der Marinade auf die Fleischscheiben träufeln.
5. Schneiden Sie non den Enokipilzen die Enden ab und lösen Sie die Pilze voneinander. Streuen Sie die Pilze über das Fleisch.
6. Jetzt waschen Sie noch den Mizuna, putzen, trockenschütteln und mische Sie ihn mit der restlicher Marinade, Meersalz und Pfeffer.

7. Geben Sie den Salat in kleinen Bündeln zum Fleisch und servieren Sie es bestreut mit Sesam.

Nährwerte pro Portion:227 kcal | 2 g KH| 13 g Fett | 23 g EW

Rotbarschfilet auf Spinat

Zutaten für 2 Portionen:

350 g Rotbarschfilet

2 TL Olivenöl

2 Zwiebeln

2 Zehen Knoblauch

600 g Blattspinat (TK)

4 EL Wasser

2 Stücke Tomate, gewürfelt

10 Blätter Basilikum

60 g Mozzarella

2 Prise Muskat

Salz & Pfeffer

Zubereitung:

1. Spülen Sie zuerst den Rotbarschfilet ab, trocken tupfen und dann salzen Sie ihn bitte noch.
2. Erhitzen Sie das Olivenöl in einer Pfanne, braten Sie das Filet darin von beiden Seiten kräftig an, danach nehmen Sie es heraus und stellen es warm.
3. Als nächstes schälen Sie die Zwiebel und die Knoblauchzehe und würfeln Sie beides.
4. Nun dünsten Sie die Würfel im Bratfett glasig an, geben den Blattspinat und Wasser dazu und lassen alles 8 Minuten zugedeckt dünsten.
5. Anschließend würzen Sie es mit Pfeffer, Salz und Muskat.
6. Jetzt legen Sie den Fisch wieder auf den Spinat und belegen Sie diesen mit einigen Blättchen Basilikum und gewürfelter Tomate.
7. Den Mozzarella schneiden Sie in feine Scheiben und legen diesen ebenfalls darauf.
8. In der geschlossenen Pfanne erwärmen Sie den Fisch bei milder Hitze, bis der Käse geschmolzen ist.

Nährwerte pro Portion:350 kcal | 4 g KH | 15 g F | 47 g EW

Scharfe, gefüllte Eier mit Lachs und Salat

Zutaten für 2 Personen:

100 g geräucherter Lachs in Scheiben

3 Eier (Größe M)

125 g Zuckerschoten

1 kleine gelbe Paprikaschote

2 EL Weißwein-Essig

1/4 TL Senf

2 EL Öl

25 g Salatcreme (36 % Fett)

1-2 TL Wasabi-Paste

1 EL geschälte Sesamsaat

15 g Radieschensprossen

Salz & Pfeffer

Zubereitung:

1. Zuerst kochen Sie die Eier ca. 10 Minuten hart.
2. Waschen Sie die Zuckerschoten und schneiden Sie diese schräg in Streifen.
3. Die Paprika vierteln Sie bitte, waschen und schneiden Sie diese ebenfalls schräg in Streifen.
4. Nun verrühren Sie Essig, Senf schlagen das Öl darunter und schmecken es mit Salz und Pfeffer ab.
5. Nun vermengen Sie die Zuckerschoten, Paprika und Vinaigrette.
6. Anschließend gießen Sie die fertigen Eier ab, abschrecken und gründlich abpellen.
7. Danach halbieren Sie die Eier und lösen das Gelb heraus.
8. Eigelbe, Salatcreme und Wasabi rühren Sie jetzt glatt und schmecken es mit Salz ab.
9. Füllen Sie die Creme mit einem Teelöffel in die Eihälften.
10. Rösten Sie den Sesam in einer Pfanne ohne Fett an und nehmen diesen heraus.
11. Heben Sie jetzt die Radieschenprossen und den Sesam unter den Salat.
12. Richten Sie den Lachs, Salat und die Eierhälften auf einem Teller an und servieren Sie es.

Nährwerte pro Portion:470 kcal | 13 g KH | 35 g F | 25 g EW

Schinken mit cremigem Gemüse

Zutaten für 2 Portionen:

1 EL grüner Pfeffer (Körner)

1 EL gelber Pfeffer (Körner)

1 gekackte Zwiebel

1 EL Sellerie

1 EL gehackte Karotte

1 EL Butter

1/2 EL Mandelmehl

Salz und Pfeffer

175 ml Milch

1,5 EL Hühnerbrühe

1 Pfund gekochten Schinken

Zubereitung:

1. In einer Pfanne die Butter zum Schmelzen bringen und darin die grünen und gelben Pfeffer, die Zwiebel, Karotten anbraten.
2. Nun das Mehl darüber streuen und den schwarzen Pfeffer zugeben.
3. Nach und nach die Milch und die Hühnerbrühe zugeben und gut mit einem Schneebesen umrühren, sodass eine sämige Soße entsteht.
4. Den Schinken in Streifen schneiden und kurz in einer anderen Pfanne andünsten.
5. Auf einem Teller das Gemüse und den Schinken anrichten.

Nährwerte pro Portion: 251Kcal, 13g F, 10g KH, 24g Protein

Schnelles Kalbssteak

Zutaten für 2 Portionen:

2 Aprikosen

3 kleine Kalbsrückensteaks (à 40 g)

1 Schalotte

1/2 EL Öl

500 ml Weißwein oder Traubensaft

75 ml klassische Gemüsebrühe

75 ml Sojacreme

1 EL körniger Senf

1/2 EL scharfer Senf

½ Bund Schnittlauch

Salz

Pfeffer

Zubereitung:

1. Bitte waschen Sie die Aprikosen, halbieren Sie diese und entfernen die Steine.
2. Legen Sie die Kalbssteaks unter etwas Frischhaltefolie oder in einen Gefrierbeutel legen und klopfen diese mit einem Fleischklopfer etwas flacher.
3. Schälen Sie als nächstes die Schalotten und würfeln Sie diese fein.
4. Im nächsten Schritt erhitzen Sie bitte eine beschichtete Pfanne und braten die Aprikosen auf der Schnittfläche kurz ohne Fett kräftig an.
5. Nehmen Sie diese heraus und wischen Sie die Pfanne mit Küchenpapier aus und erhitzen Sie das Öl darin. Braten Sie die Minutensteaks im heißen Öl auf jeder Seite 30 Sekunden an, nehmen Sie diese herausnehmen und mit Salz und Pfeffer würzen.
6. Geben Sie nun die Schalottenwürfel in die Pfanne und lassen Sie sie 1 Minute andünsten.
7. Jetzt rühren Sie den Weißwein ein und lassen Ihn vollständig einkochen.

8. Gießen Sie im nächsten Schritt die Brühe und die Sojacreme in die Pfanne.
9. Lassen Sie es aufkochen, geben Sie die Aprikosen dazu und lassen Sie alles 3-4 Minuten cremig einkochen.
10. Jetzt rühren Sie noch den Senf ein und würzen es mit Salz und Pfeffer.
11. Erwärmen Sie jetzt die Minutensteaks in der Sauce.
12. Den Schnittlauch waschen Sie bitte und schütteln ihn danach trocken. Schneiden Sie ihn in feine Röllchen und streuen Sie diese über das Fleisch.
13. Servieren Sie die Minutensteaks sofort und dazu passt Naturreis oder Kartoffelschnee.

Nährwerte pro Portion:413 kcal | 10 g KH| 21 g Fett | 40 g EW

Seelachs in Tomatensauce

Zutaten für 2 Portionen:

1 Zwiebel

1 Knoblauchzehe

2 EL Olivenöl

2 TL Tomatenmark

1 Dose geschälte Tomaten

1/2 TL getrockneter Oregano

400 g Seelachsfilet

6 EL Schlagsahne

Cayennepfeffer

2 EL gehackte Petersilie

1 TL Zucker

Salz

Pfeffer

Zubereitung:

1. Hacken Sie zuerst die Zwiebel und den Knoblauchzehe fein und dünsten Sie beides im heißen Olivenöl an.
2. Streuen Sie nun den Zucker darüber und lassen Sie ihn schmelzen.
3. Geben Sie bitte jetzt das Tomatenmark dazu und lassen Sie es kurz mitdünsten.
4. Als nächstes geben Sie die Dose geschälte Tomaten mit dem Saft dazu, würzen alles mit Salz, Pfeffer und getrocknetem Oregano, einmal aufkochen und jetzt lassen Sie es offen bei mittlerer Hitze 10 Min. köcheln.
5. Würfeln Sie währenddessen den Seelachsfilet in ca. 3 cm große Stücke und salzen und pfeffern Sie es leicht.
6. Jetzt geben Sie die Schlagsahne zur Sauce und schmecken diese mit Salz, etwas Cayennepfeffer und evtl. Zucker ab.
7. Setzen Sie nun die Fischstücke auf die Sauce, lassen Sie es zugedeckt bitte bei milder Hitze 6–8 Min. gar ziehen und bei der Hälfte der Zeit, wenden Sie die Fischstücke.
8. Zum Servieren noch kurz mit gehackter Petersilie garnieren.

Nährwerte pro Portion:428 kcal |9 g KH| 24 g Fett | 41 g EW

Seelachsfilet mit Blumenkohl und Couscous

Zutaten für 2 Personen:

2 Stücke (à 200 g) Seelachsfilet

1 rote Paprikaschote

1 große Zwiebel

1 Blumenkohl (ca. 900 g)

3 EL Olivenöl

30 g Kapern (Glas)

1/2 Bund glatte Petersilie

75 g Joghurt

1 TL Tahina

1 Bio-Zitrone

1 TL geräuchertes Paprikapulver

1 TL gemahlener Kreuzkümmel

2 EL Butterschmalz

Salz &Pfeffer

Zubereitung:

1. Am Vortag können Sie für den Couscous die Paprika putzen, waschen und fein würfeln.
2. Die Zwiebel schälen Sie bitte und würfeln diese ebenfalls fein.
3. Putzen Sie auch den Blumenkohl, waschen und teilen Sie ihn in Röschen.
4. Zerkleinern Sie es mit einem großen Küchenmesser feinkörnig.
5. Erhitzen Sie nun Öl in einer großen Pfanne, dünsten Sie die Paprika darin an, geben Sie anschließend die Zwiebel dazu und braten Sie alles 1–2 Minuten weiter.
6. Fügen Sie jetzt den Blumenkohl zu, lassen Sie alles unter mehrmaligem Wenden bei mittlerer Hitze ca. 5 Minuten braten und danach abkühlen.
7. Am nächsten Tag lassen Sie die Kapern abtropfen.
8. Waschen Sie bitte die Petersilie, trocken schütteln und hacken Sie diese grob.
9. Verrühren Sie nun den Joghurt mit Tahina, schmecken Sie es mit Salz ab.
10. Nun waschen Sie die Zitrone heiß waschen ab, trocken tupfen und die Schale abreiben.
11. Anschließend halbieren Sie die Zitrone und pressen sie aus.
12. Den Fisch Spülen Sie danach ab und tupfen ihn tupfen.
13. Mishen Sie das Paprikapulver, Kreuzkümmel, 1 TL Salz und 1 TL Pfeffer und reiben Sie den Fisch mit der Gewürzmischung ein.
14. Als nächstes erhitzen Sie Butterschmalz in einer Pfanne und braten den Fisch darin bei starker Hitze von jeder Seite ca. 2 Minuten an.
15. Geben Sie jetzt Kapern, Zitronenschale und -saft zum Blumenkohl und schmecken alles mit Salz und Pfeffer ab. Heben Sie als letztes die Petersilie unter das Gemüse und richten Sie es mit Fisch und Joghurt an.

Nährwerte pro Portion:410 kcal | 20 g KH | 45 g F | 35 g EW

Seelachsfilet mit Romanesco und Oliven

Zutaten für 2 Portionen:

1 Romanesco

40 g grüne Oliven (ohne Stein)

2 kleine Zwiebeln

1 Knoblauchzehe

300 g Seelachsfilet

20 g Mandelkerne

2 Stiele Majoran

½ Zitronen

2 EL Olivenöl

Salz

Pfeffer

Zubereitung:

1. Putzen Sie bitte den Romanesco, teilen Sie ihn in sehr kleine Röschen und waschen Sie alles gründlich.
2. Die Oliven hacken Sie grob, die Zwiebeln und den Knoblauch schälen Sie und anschließend würfeln bzw hacken Sie alles fein.
3. Waschen Sie nun das Fischfilet, trocken tupfen und in 3 cm große Stücke schneiden.
4. Hacken Sie die Mandeln grob und waschen Sie den Majoran, trocken schütteln und die Blätter abzupfen.
5. Jetzt pressen Sie bitte noch die Zitrone aus.
6. Das Öl erhitzen Sie im nächsten Schritt in einer Pfanne und braten Romanesco darin unter Schwenken 3-4 Minuten bei starker Hitze an.
7. Geben Sie bitte die Mandeln, Zwiebeln und Knoblauch dazu, braten alles 1 Minute weiter und würzen es mit Salz und Pfeffer.
8. Die Fischstücke würzen Sie mit Pfeffer und geben diese mit den Oliven in die Pfanne.
9. Löschen Sie alles mit 2 EL Zitronensaft und 2 EL Wasser ab.
10. Decken Sie die Pfanne bitte sofort ab und lassen es bei kleiner Hitze weitere 4-5 Minuten garen.
11. Am Ende der Garzeit würzen Sie noch mal nach Belieben mit Salz, bestreuen alles mit Majoran und servieren es sofort.

Nährwerte pro Portion: 373 kcal |7 g KH| 20 g Fett | 40 g EW

Seezunge Zitronen-Champignons Päckchen

Zutaten für 2 Portionen:

300 g Seezungenfilet (oder Heilbutt, Kabeljau)

600 g kleine Champignons

2 Zehen

1 TL Bio-Zitronenschale

2 EL Zitronensaft

2 EL Petersilie

1 TL Öl

1 Paprika

Salz und Pfeffer

Zubereitung:

1. Mischen Sie zuerst die ganzen, kleinen Champignons, gehackte Knoblauchzehen, gehackte Bio-Zitronenschale, Zitronensaft, gehackte Petersilie, Salz und Pfeffer in einer kleinen, ofenfesten Form. Verschließen Sie diese gut mit Alufolie und lassen Sie das Gemüse im vorgeheizten Ofen
2. (E-Herd: 180 °C, Gas: Stufe 2-3, Umluft: 160 °C) 20 Minuten garen, dabei bildet sich auch reichlich Soße. Bestreichen Sie nun ein Stück Alufolie mit Öl, salzen, pfeffern Sie die Seezungenfilet und legen Sie diese auf die Folie.
3. Schneiden Sie anschließend die Paprika in Streifen und legen Sie sie auf den Fisch legen.
4. Verschließen Sie jetzt die Folie gut.
5. Zuletzt lassen Sie die Seezungenfilets die letzten 12 Minuten mit dem Gemüse im Ofen garen.

Nährwerte pro Portion:328 kcal | 8 g KH | 14 g F | 42 g EW

Senf-Spargel Salat

Zutaten für 6 Portionen:

10 Stangen Spargel

4 Hände voll Rucola

2 EL gehackte Petersilie

2 EL Zitronensaft

6 EL Olivenöl

1 TL Dijon-Senf

Salz und Pfeffer

Manchego oder anderer kräftiger Käse

Zubereitung:

1. Schälen Sie den Spargel der Länge nach.
2. Rasieren Sie, nach dem Schälen, den Spargel mit einem Gemüseschäler in dünne Scheiben. Geben Sie die Scheiben in eine Schüssel und geben Sie den Rucola und die Petersilie hinzu.
3. Geben Sie den Zitronensaft und das Olivenöl, Senf, Salz und Pfeffer in eine kleine Schüssel und rühren Sie die Zutaten gründlich durch.
4. Geben Sie die Marinade in die Schüssel zum Spargel und mischen Sie die Zutaten gut durch.
5. Geben Sie zum Schluss den in Scheiben geschnittenen Käse als Topping zu.

Nährwerte pro Portion: 133g kcal | 12 g Fett | 2,37g KH | 3,85g EW

Sommersalat

Zutaten für 2 Portionen:

100 g Kirschtomaten

1 Karotte

½ Zucchini

1 reife Avocado

½ EL Zitronensaft

1 ½ Stängel Oregano

1 ½ EL Olivenöl

Salz & Pfeffer

Balsamico-Creme

Zubereitung:

1. Waschen Sie die Tomaten mit Wasser ab und tupfen Sie diese trocken. Halbieren Sie diese anschließen mit einem Messer.
2. Schälen Sie die Karotte und dann schälen Sie dünne Scheiben aus der Karotte heraus, bis diese ganz in feine Streifen geschält wurde.
3. Waschen Sie nun die Zucchini und schälen Sie diese ebenfalls in dünne Streifen. Das Kerngehäuse nicht verwenden.
4. Halbieren Sie die Accovado und entfernen Sie den Kern. Entnehmen Sie das Fruchtfleisch vorsichtig aus der Schale und mischen Sie es mit etwas Zitronensaft.
5. Brausen Sie den Oregano ab und schütteln Sie diesen trocken. Zupfen Sie anschließend die Blättchen vom Stiel und mischen Sie diese mit den anderen Gewürzen in einer Schüssel.

6. Nun noch mit Salz und Pfeffer würzen und alle Zutaten auf einem Teller anrichten.

Nährwerte pro Portion:268 kcal | 6 g KH | 11 g F | 12 g EW

Spargel im Speckmantel

Zutaten für 2 Personen

500g weißer Spargel

1 Scheibe Kochschinken pro Spargelstange

1 Scheibe Gouda pro Spargelstange

1 Scheibe Frühstücksspeck pro Spargelstange

Zubereitung:

Schälen Sie zuerst den Spargel und schneiden Sie die holzigen Enden ab.

Geben Sie den geschälten Spargel nun in kochendes Wasser und lassen diesen für ca. 7 Minuten kochen.

Heizen Sie Ihren Backofen auf 200 Grad vor.

Jetzt legen Sie eine Scheibe Schinken auf Ihre Arbeitsplatte und darauf eine Scheibe Gouda. Auf dieses Duette legen Sie nun eine Stange Spargel und wickeln diese ein. Dies wiederholen Sie mit allen Spargelstangen.

Nun umrollen Sie alle Spargelröllchen mit jeweils einer Scheibe Frühstücksspeck.

Geben Sie nun die Rollen auf ein Backblech (mit Backpapier) und dieses für 15 Minuten in den vorgeheizten Backofen. Sobald der Speck Farbe angenommen hat, können Sie die Spargelrollen herausnehmen und genießen.

Nährwerte pro Portion:338 kcal | 3 g KH | 21 g F | 34 g EW

Spinat mit Lachs

Zutaten für Portionen:

2 Lachsfilets

Saft einer 1/2 Zitrone

Salz, Pfeffer

1,5 Schalotten

1 EL Olivenöl

125ml Fischfond

300 g Blattspinat

1 Knoblauchzehe

Muskatnuss

1 Eigelb

75 g Magermilchjoghurt

1/2 TL unbehandelte Zitronenschale

Zubereitung:

1. Bitte waschen Sie zuerst die Lachsfilets, tupfen diese mit Küchenpapier trocken und beträufeln Sie es anschließend mit 2 EL Zitronensaft.
2. Jetzt alles gut mit Salz und Pfeffer würzen.
3. Schälen Sie die Schalotten und schneiden Sie diese dann in Würfel.
4. Nun heizen Sie bitte den Backofen auf 180 Grad vor.
5. Mit etwas Öl eine Auflaufform einreiben.
6. Verteilen Sie ein Drittel der Schalotten in der eingefetteten Auflaufform und bedecken diese mit den Lachsfilets.
7. Erhitzen Sie den Fischfond mit 75 ml Wasser bis kurz vor den Siedepunkt und gießen diesen in die Auflaufform. Nun decken Sie diese mit Alufolie ab und geben es für etwa 10 Minuten, bei 160 Grad Umluft, in den Backofen.
8. Schälen sie bitte in der Zwischenzeit den Knoblauch und putzen Sie den Spinat. Jetzt lassen Sie die restlichen Schalotten sowie den Knoblauch in einen Topf glasig anbraten. Geben Sie den Spinat tropfnass hinzugeben und lassen es zugedeckt etwa 1 bis 2 Minuten zusammenfallen.
9. Abschließend würzen Sie alles mit Salz, Pfeffer und Muskatnuss.
10. Für die Sauce schlagen Sie den Joghurt mit Eigelb und 1 TL Zitronensaft über einem heißen Wasserbad schaumig und würzen mit Salz, Pfeffer und Zitronenschale.
11. Richten Sie den Lachs auf einem flachen Teller an und platzieren Sie den Spinat und den Joghurtschaum dekorativ daneben.

Nährwerte pro Portion: 177 kcal | 10 g KH | 10 g Fett | 14 g EW

Spinatsuppe mit Hackfleisch

Zutaten für 2 Portionen:

250 g Rinderhackfleisch (alternativ Putenhack)

1/2 Zwiebel gehackt

125 g TK- Blattspinat aufgetaut und das Wasser ausgedrückt

1/2 Rote Paprika in mundgerechte Stücke geschnitten

1/2 Karotte in Stücke geschnitten

200 g braune Champignons geviertelt

1/2 Dose Kokosmilch

200 ml heißes Wasser

1 EL Currypaste Madras oder Currypulver

Kokosöl,

1/2 TL Johannisbrotkernmehl

Salz und Pfeffer

Zubereitung:

1. Erwärmen Sie das Kokosöl in einem Topf und schwitzen Sie die Currypaste darin an.
2. Dann geben Sie die Zwiebel und nach 1-2 Minuten das Hackfleisch dazu und lassen alles krümelig anbraten.
3. Fügen Sie das Gemüse (außer dem Spinat) mit hinein und mischen Sie alles gut durch.
4. Nun geben Sie auch die Kokosmilch und das Wasser in den Topf und lassen alles 10 Minuten köcheln. Zum Schluss rühren Sie den Spinat unter.
5. Lassen Sie die Suppe aufhören zu kochen, mischen Sie in einer Tasse das Johannisbrotkernmehl mit etwas Wasser und rühren dieses zügig in die warme Suppe.
6. Lassen Sie diese noch einmal kurz aufkochen.

Nährwerte pro Portion:324 kcal | 9,15 g KH | 18,5 g F | 30,87 g EW

Steaks mit Wintergemüse

Zutaten für 2 Portionen:

750 g Wurzelgemüse(Karotten, Pastinaken, Rote Bete, Petersilienwurzel, rote Zwiebel)in mundgerechte Stücke geschnitten

1/2 Apfel in mundgerechte Stücke geschnitten

2 Schweinekammkoteletts mit Knochen á 200 g

Olivenöl

Majoran

Thymian

Salz und Pfeffer

Zubereitung:

1. Zuerst heizen Sie den Backofen auf 180 Grad vor.
2. Geben Sie das Wurzelgemüse und die Apfelstücke in einen großen Ofenbräter, würzen Sie alles mit den Gewürze, Salz, Pfeffer und vermischen Sie es mit etwas Olivenöl.
3. Würzen Sie die Steaks auf beiden Seiten mit Salz und Pfeffer und legen Sie diese auf das Gemüse.
4. Geben Sie die Steaks für eine Stunde in den Ofen und drehen Sie diese nach der halben Zeit einmal um. Anschließend kann alles serviert werden.

Nährwerte pro Portion:492,5 kcal | 20,85 g KH | 25,14 g F | 45,75 g EW

Suppe aus Kresse mit Räucherlachs

Zutaten für 2 Portionen:

125 g Brunnenkresse

100 g geräuchertes Forellenfilet

2 Schalotten

3 kleine mehligkochende Kartoffeln (ca. 100 g)

1 EL Olivenöl

600 ml klassische Gemüsebrühe

100 ml Sojacreme

Salz

Pfeffer

Zubereitung:

1. Die Schalotten schälen Sie bitte als erstes und hacken diese fein.
2. Danach schälen Sie die Kartoffeln, abspülen, abtropfen lassen und in kleine Würfel schneiden.
3. Erhitzen Sie nun das Öl in einem schweren Topf und dünsten Sie die Schalotten und Kartoffeln darin etwa 1 Minute farblos an.
4. Gießen Sie bitte die Gemüsebrühe zu und lassen es 15 Minuten bei mittlerer Hitze kochen.
5. Danach geben Sie die Sojacreme zu und lassen es noch mal kurz aufkochen.
6. Währenddessen schneiden Sie die groben Stiele der Brunnenkresse ab.
7. Jetzt verlesen Sie bitte die Kresse, waschen diese, gut abtropfen lassen und grob hacken.
8. Im nächsten Schritt mixen Sie diese mit dem Pürierstab unter die Suppe und lassen es erneut aufkochen.
9. Schmecken Sie die Suppe mit Salz und Pfeffer ab.
10. Das Räucherforellenfilet teilen Sie in Stücke.
11. Nun geben Sie die Suppe in vorgewärmte tiefe Teller und richten darauf die Filetstückchen an.

Nährwerte pro Portion:237 kcal |8 g KH| 15 g Fett | 14 g EW

Suppe mit Gemüse und Fischklösen

Zutaten für 2 Portionen:

1. 4 Karotten
2. 2 Stange Porree
3. 2 Scheibe Knollensellerie
4. 6 Stängel Petersilie
5. 2 EL Rapsöl
6. 4 Liter Gemüsebrühe, Glas oder Instant
7. 6 Halme Schnittlauch
8. 6 EL Paniermehl
9. 2 TL Zitronensaft, frisch
10. 2 Eier
11. 200 g Frischkäse, 0,2% Fett
12. 400 g Forellenfilets
13. 2 EL Kräuter, TK
14. Pfeffer & Paprikapulver

Zubereitung:

1. Als erstes waschen Sie das Gemüse und würfeln es grob.
2. Hacken Sie die Petersilie.

3. Geben Sie Rapsöl in einen Topf, erhitzen Sie es und dünsten Sie die Gemüsewürfel mit der Petersilie kurz darin an.
4. Löschen Sie alles mit der Gemüsebrühe ab und lassen es ca. 15 Minuten aufkochen.
5. Den Schnittlauch schneiden Sie klein und vermengen Sie diesen mit Paniermehl, Zitronensaft, Ei und Frischkäse.
6. Pürieren Sie die Forellenfilets mit der Frischkäsemasse und fügen Sie evtl. noch etwas Paniermehl hinzufügen, falls die Masse zu flüssig ist.
7. Zuletzt heben Sie die Tiefkühlkräuter unter.
8. Sobald das Gemüse die gewünschte Konsistenz erreicht, kann man die Suppe abschmecken und die Herdplatte runterschalten, bis die Brühe nicht mehr kocht.
9. Von der Forellen-Frischkäse-Masse stechen Sie mithilfe eines Teelöffels kleine Klöße ab und lassen diese in der Brühe ca. 5 Minuten gar ziehen.
10. Wenn Sie möchten können Sie vor dem Servieren noch ein paar Schnittlauch-Röllchen über die Suppe streuen.

Nährwerte pro Portion: 337 kcal | 28 g KH | 9 g F | 36 g EW

Thailändische Dorade

Zutaten für 2 Portionen:

1 Stück küchenfertige Dorade

1/2 Bund Koriander

1 Limette

1 Schalotte

2 Zehen Knoblauch

1 Stück rote Chilischoten

1 Stück grüne Chilischoten

1 EL Fischsoße (Asia-Laden)

3 EL helle Sojasoße

1 EL süßen Sherry

2 EL geröstetes Sesamöl

1 rote Paprika

1 grüne Paprika

300 g Sojasprossen

3 EL Öl

Zubereitung:

1. Erst spülen Sie den Fisch ab und tupfen ihn trocken.
2. Die Hälfte des Korianders füllen Sie als nächstes in die Bauchhöhle.
3. Pressen Sie nun eine Limette aus, beträufeln Sie den Fisch damit und stellen ihn kalt.
4. Danach schälen Sie die Schalotten und den Knoblauch.
5. Die Chili waschen Sie bitte, entkernen und pürieren Sie diese mit den Schalotten und dem Knoblauch. Mischen Sie alles mit der Fischsoße, der Hälfte der Sojasoße, Sherry und Sesamöl und pinseln Sie den Fisch damit ein.
6. Anschließend legen Sie ihn auf ein mit Alufolie belegtes Blech und lassen den Fisch
7. im Backofen 35-40 Minuten garen (E-Herd: 180 °C, Gas: Stufe 2, Umluft: 160°C).
8. Währenddessen waschen und putzen Sie die Paprika und schneiden diese in Streifen.
9. Hacken Sie den übrigen Koriander, waschen Sie die Sojasprossen und lassen Sie diese abtropfen.
10. Erhitzen Sie nun zwei Drittel des Öls, dünsten Sie die Paprika und Sprossen darin ca. 10 Minuten an und mischen Sie den restlichen Koriander unter.
11. Verrühren Sie das übrige Öl mit der restlichen Sojasoße.
12. Richten Sie nun das Gemüse auf einer Platte zusammen mit dem Fisch an und servieren Sie die Sojasoßenmischung dazu.

Nährwerte pro Portion:651 kcal | 11 g KH | 41 g F | 44 g EW

Thunfischauflauf

Zutaten für 2 Portion:

2 Dosen Thunfisch im eigenem Saft

300 ml Gemüsebrühe

4 Stangen Lauch

2 Zwiebeln, fein gewürfelt

2 Zehen Knoblauch

100 g Quark

4 Paprika

3 Chilischoten

10 Blätter Basilikum

1 Prisen Oregano

10 Cherrytomaten

2 Prisen Paprikapulver

2 Prisen Currypulver

2 Prisen Salz

2 Prisen Pfeffer

Zubereitung:

1. Bringen Sie die Gemüsebrühe zum Kochen und lassen Sie die Zwiebelwürfel, den in Scheiben geschnittenen Knoblauch und die in Ringe geschnittenen Lauch darin kochen.
2. Fügen Sie den Quark hinzu, lassen Sie den Thunfisch abtropfen und mischen ihn unter.
3. Anschließend geben Sie auch die Paprika, die Chilis und die halbierten Cherrytomaten dazu.
4. Schmecken Sie es jetzt mit den Gewürzen ab.
5. Geben Sie alles in eine Auflaufform und lassen Sie es bei 180 °C Umluft für etwa 40 Minuten backen.
6. Wem es noch zu flüssig sein sollte, lassen Sie es noch etwas ausdampfen.

Nährwerte pro Portion:382 kcal | 28,85 g KH | 12,95 g F | 34,43 g EW

Tomaten-Suppe

Zutaten für 2 Portionen:

400 g reife Tomaten

10 g Butter

1/2 Schalotte

1 Zehe Knoblauch

125 ml Gemüsebrühe

2 TL Olivenöl

4 Blätter Basilikum

Salz und Pfeffer

Zubereitung:

1. Erhitzen Sie in einem Topf mittlerer Größe Wasser.
2. Nun ritzen Sie zuerst die Tomatenhaut am Stielansatz kreuzweise ein und tauchen Sie diese kurz in kochendes Wasser. Danach mit kaltem Wasser abschrecken. Dann ziehen Sie die Tomatenhaut ab und würfeln Sie in kleine Stücke.
3. Hacken Sie vier Basilikumblätter, die Schalotte, den Knoblauch fein. Lassen Sie Butter in einem Topf schmelzen und geben Sie die Schalotten- und Knoblauchwürfel zu. Geben Sie bitte nach kurzem Andünsten die Tomatenstücke zu.
4. Nach ca. 1. Minute gießen Sie die Brühe dazu. Lassen Sie die Suppe nun 10 Minuten zugedeckt köcheln. Danach pürieren Sie diese und gießen die Suppe durch ein feines Sieb um die Schalottenstückchen und Tomatenkerne zu entfernen.
5. Das fein gehackte Basilikum rühren Sie jetzt bitte unter. Nun schmecken Sie es noch mit Salz, Pfeffer und Stevia ab. Verteilen die Suppe auf vier Teller und garnieren noch mit je 1 TL Olivenöl und 1 Basilikumblatt.

Nährwerte pro Portion:114 kcal | 6 g KH | 9 g F | 2 g EW

Ungarisches Putengulasch mit Knoblauch und Zitrone

Zutaten für 2 Portionen:

3 kleine Zwiebeln (ca. 250 g)

325 g Putengulasch (aus der Keule)

1 EL Rapsöl

Salz

Pfeffer

1 Knoblauchzehe

1 Bio-Zitrone

1 TL Kümmel

½ EL Paprikapulver (rosenscharf)

1 EL Paprikapulver (edelsüß)

Salz

Pfeffer

Zubereitung:

1. Zuerst schälen Sie bitte die Zwiebeln und schneiden diese in sehr feine Würfel.
2. Wenden Sie das Fleisch in einer Schüssel in 1 EL Öl und würzen Sie es mit Salz und Pfeffer.
3. Das restliche Öl erhitzen Sie in einem schweren Topf und die Zwiebelstreifen dünsten Sie darin bei mittlerer Hitze und unter häufigem Rühren 10-12 Minuten glasig.
4. Das Fleisch geben Sie dazu und unter gelegentlichem Rühren zugedeckt dünsten Sie für 10 Minuten.
5. Streuen Sie nun das Paprikapulver auf das Fleisch und rühren es unter.
6. Gießen Sie jetzt etwa 400-500 ml Wasser zum Fleisch. Soviel bis es gerade so bedeckt ist und würzen Sie es mit Salz und Pfeffer.
7. Zugedeckt lassen Sie es jetzt 35 Minuten bei mittlerer Hitze schmoren.
8. Nebenbei schälen Sie bitte den Knoblauch und spülen eine Zitrone heiß ab. Reiben Sie diese trocken und reiben Sie die Schale ab. Nun hacken Sie den Knoblauch zusammen mit der abgeriebenen Zitronenschale, etwas Salz und Kümmel fein.
9. Am Ende der Garzeit können Sie die Flüssigkeit eventuell offen noch etwas einkochen lassen. Rühren Sie jetzt die Knoblauchmischung unter das Gulasch und würzen Sie alles mit etwas Salz und Pfeffer.

Nährwerte pro Portion:368 kcal | 2 g KH| 20 g Fett | 42 g EW

Weißwurst auf Wirsing

Zutaten für 4 Portionen:

kleiner Wirsing (ca. 800 g)

5 Schalotten

1 rotschaliger, fester Apfel

1 Lebkuchen (ohne Schoko)

3 EL Rapsöl

1 EL Ahornsirup oder Honig

50 ml Sherry

4 Paar Weißwürste

süßer Senf

Salz und Pfeffer

Zubereitung:

1. Befreien Sie bitte den Wirsing von den äußeren Blättern, halbieren, entfernen Sie den Strunk und schneiden Sie ihn in feine Streifen.
2. Ziehen Sie die Schalotten ab und würfeln Sie diese fein.
3. Befreien Sie den Apfel bitte vom Gehäuse und würfeln Sie ihn ebenfalls fein. Schneiden Sie auch den Lebkuchen in kleine Stücke.
4. Erhitzen Sie Öl in einem großen Topf oder einem Bräter und braten Sie die Schalotten darin unter Rühren an.
5. Sobald diese glasig sind, fügen Sie den Sirup oder Honig zu und lassen es karamellisieren.
6. Nun geben Sie auch den Wirsing dazu und braten diesen mit an.
7. Bitte mischen Sie jetzt die Apfel- und Lebkuchen-Stücke unter und löschen Sie es mit dem Sherry und 150 ml Wasser ab.
8. Würzen Sie nun alles kräftig mit Salz und Pfeffer.
9. Legen Sie den Deckel auf und lassen Sie den Wirsing 50 Minuten weich und zart schmoren.
10. Zuletzt legen Sie Weißwürste auf das Gemüse und lassen diese zugedeckt weitere 10 Minuten erhitzen.
11. Reichen Sie dazu Süßen Senf.

Nährwerte pro Portion:505 kcal |18 g KH | 36 g F | 23 g EW

Würzige Hähnchensülze

Zutaten für 2 Portionen:

3 Blätter weiße Gelatine

1 kleine Schalotten (ca. 50 g)

100 ml trockener Weißwein

40 ml Tomatensaft

40 ml Geflügelbrühe

1/2 TL Paprikapulver (edelsüß)

1/2 TL Senfkörner

1 Lorbeerblatt

3 schwarze Pfefferkörner

2 EL Rotweinessig

Salz

1 rote Paprikaschote (ca. 200 g)

150 g Hähnchenbrust-Aufschnitt

5 Stiele glatte Petersilie

Pfeffer

etwas grüner Salate zum Garnieren

Zubereitung:

Weichen Sie zuerst die Gelatine im kalten Wasser ein.

Schälen Sie die Schalotten und schneiden Sie diese in Ringe. Lassen Sie die Schalotten mit Weißwein, Tomatensaft, Brühe, Paprikapulver, Senfkörnern, Lorbeerblatt und Pfefferkörnern aufkochen und danach 2 Minuten sprudelnd kochen.

Nehmen Sie den Topf bitte vom Herd.

Drücken Sie die Gelatine aus, lösen Sie diese in der heißen Flüssigkeit auf und geben Sie Essig dazugeben. Das Ganze lassen Sie jetzt 25 Minuten ziehen und danach geben Sie es durch ein Sieb und lassen es danach abkühlen. Jetzt salzen Sie es herzhaft.

Anschließend vierteln Sie die Paprikaschote, entkernen, waschen und mit der Hautseite nach oben legen Sie es auf ein Backblech.

Jetzt rösten Sie diese unter dem Backofengrill so lange, bis die Haut schwarze Blasen wirft.

Nun geben Sie die Paprika in eine Schüssel, decken diese mit einem Teller zu und lassen es 10 Minuten ziehen. Dann häuten Sie die Paprikaviertel und schneiden sie in 1/2 cm breite Streifen.

Schneiden Sie jetzt den Hähnchenbrustaufschnitt in 1/2 cm breite Streifen.

Waschen Sie die Petersilie und schütteln Sie diese trocken.

Jetzt zupfen Sie die Blättchen ab und hacken diese klein.

Jetzt mischen Sie die Paprikastreifen, Aufschnitt und Petersilie und würzen es mit Salz und Pfeffer.

Verteilen Sie alles auf 4 kleine Förmchen (à 150 ml Inhalt) und geben Sie den abgekühlten Sud dazu. Jetzt stellen Sie die Sülzen für ca. 6 Stunden kalt.

Tauchen Sie bitte die Förmchen zum Stürzen bis zum Rand in heißes Wasser und holen Sie die Sülzen vorsichtig aus der Form und lassen Sie diese auf die Teller gleiten.

Servieren Sie dazu etwas Salat.

Nährwerte pro Portion:105 kcal | 2g KH| 1 g Fett | 20 g EW

Zander mit Petersilienbutter

Zutaten für 2 Portionen

2 Zanderfilets

1/2 Zitrone

2 Knoblauchzehen

1/2 Bund Petersilie

Salz

Pfeffer

2 EL Öl

2 1/2 EL Butter

Zubereitung:

1. Schneiden Sie zuerst die Haut von 2 Zanderfilets mehrmals mit einem scharfen Messer schräg ein. Schneiden Sie danach bitte die Zitrone in Spalten und drücken Sie 2 Knoblauchzehen an. Zupfen Sie nun die Blättchen von 1/2 Bund glatter Petersilie ab und hacken Sie diese grob.
2. Erhitzen Sie jetzt 2 EL Öl und 1/2 EL Butter in einer beschichteten Pfanne erhitzen und geben Sie den Knoblauch zu. Würzen Sie die Zanderfilets mit Salz und Pfeffer und braten Sie diese erst auf der Fleischseite 2 Min. an. Dann wenden Sie diese bitte und braten Sie auf der Hautseite bei mittlerer Hitze 5 Min. an. Nehmen Sie nun den Knoblauch heraus. Legen Sie nun den Zander auf einen Teller und halten diesen im heißen Ofen

bei 100 Grad (keine Umluft!) auf der mittleren Schiene warm. Wenden Sie nun die Zitronenspalten in 1 TL Zucke und braten Sie sie in der heißen Pfanne bei starker Hitze 5 Min. an. Nehmen Sie diese heraus und schmelzen Sie jetzt 2 EL Butter in der Pfanne. Nun salzen Sie es leicht salzen und mischen Sie die Petersilie unter.

3. Servieren Sie nun bitte sofort den Zander mit den Zitronenspalten und der Petersilienbutter.

Nährwerte pro Portion:386 kcal | 6 g KH | 26 g Fett | 29 g EW

Zitronen Hühnchen

Zutaten für 2 Portionen:

600 g Huhn

1 unbehandelte Zitrone

500 g grüne Bohnen

250 g Tomaten

1 Zweig frischen Rosmarin

2 Zweige frischen Thymian

1 Zehe geriebenen Knoblauch

1 TL Salz und 1 TL Pfeffer (aus der Mühle)

Zubereitung:

1. Bevor es los geht heizen Sie bitte den Ofen auf 200 Grad vor.
2. Das Huhn gründlich waschen, mit einem scharfen Messer am Rücken aufschneiden und mit der Brustseite nach oben auf ein Backblech mit Backpapier legen
3. Es muss kräftig flach gedrückt werden.
4. Jetzt die Zitronenschale reiben, eine halbe Zitrone davon wird auspresst und Kräuter klein schneiden.
5. Den Zitronensaft, die Schale, die kleinen Kräuter, etwas Salz und Pfeffer und den geriebenen Knoblauch gut miteinander verrühren.
6. Die Haut vom Huhn ein wenig anheben und die Zitronenmarinade gut darunter verteilen, aber immer darauf achten das die Haut nicht verletzt wird.

7. Das ganze kommt jetzt für 30 Minuten auf die mittlere Schiene im Ofen.
8. Währenddessen die Tomaten leicht anstechen, die Bohnen gründlich putzen und nach den 30 Minuten um das Huhn auf das Backpapier geben.
9. Nach weiteren 30 Minuten kann es aus dem Ofen genommen und angerichtet werden.

Nährwerte pro Portion:551 kcal | 9 g KH | 11 g F | 96 g EW

Zitrus-Lachs auf Spinatsalat mit Ingwer

Zutaten für 2 Portionen:

300 g Lachsfilets

5 EL Öl

1/2 mittelgroße Orange (Bio)

1 mittelgroße Limette (Bio)

150 g Baby-Spinat

1/2 Bund Radieschen

1/2 mittelgroße Paprika (gelb)

1 mittelgroße Schalotte

1 Stück Ingwer

2 EL Weißweinessig

2 EL Öl

Zubereitung:

1. Zunächst waschen Sie die Orange und die Limette und trocknen Sie beides gut ab.
2. Bepinseln Sie nun die Filets von beiden Seiten mit 1 EL Olivenöl und reiben Sie danach die Schalen der Orangen und Limetten möglichst direkt auf den Fisch, so bleibt mehr von deren frischem Duft erhalten. Den Lachs können Sie ruhig einige Stunden ruhen lassen. Je länger das Öl etc. auf dem Lachs ist, desto intensiver schmeckt der Lachs. Noch kein Salz zugeben, da dieses dem Fisch zu viel Flüssigkeit entziehen würde.
3. Salzen und pfeffern Sie den Fisch erst bevor Sie ihn weiter zubereiten.
4. Waschen Sie zunächst den Spinat, Radieschen und Paprika zunächst.

5. Schneiden Sie als nächstes die Radieschen in Scheiben und würfeln Sie Paprika, Schalotten und Knoblauch fein.
6. Für den Salat zupfen Sie etwas größere Spinatblätter klein aber den Babyspinat belassen Sie im Ganzen. Vermischen Sie nun den Spinat in einer Schüssel vorsichtig mit Radieschen, Paprika und der Schalotte.
7. Pressen Sie für das Dressing die Orange und die Limette aus, messen 2 EL Orangen-und 1 EL Limettensaft ab und mischen Sie diesen mit dem fein gehackten Ingwer und dem Weißweinessig.
8. Jetzt schlagen Sie langsam in einem dünnen Strahl 2 EL Öl unter und schmecken das Dressing mit Salz und Pfeffer ab.
9. Salzen und pfeffern Sie den Lachs und braten Sie ihn auf jeder Seite jeweils 3–4 Minuten im restlichen Olivenöl an, bis er ganz durch, aber noch schön zart ist.
10. Das Dressing geben Sie ganz zum Schluss über den Salat und servieren Sie diesen mit dem Fisch zusammen.

Nährwerte pro Portion: Kalorien (kcal) 766 Eiweiß 37 g Kohlenhydrate 8 g Fett 66 g

Zucchini Möhren Suppe

Zutaten für 2 Portionen:

100g Zucchini

150g Möhren

25 g Bauchspeck

375 ml Gemüsebrühe

½ Zwiebel

½ Bund Petersilie

2 EL Olivenöl

Salz & Pfeffer

Zubereitung:

1. Zuerst hacken Sie bitte den Speck in kleine Würfel.
2. Schälen Sie die Zwiebel und hacken Sie diese feine Würfel.
3. Erhitzen Sie nun das Olivenöl in einem Suppentopf und dünsten Sie den Speck und die Zwiebel darin glasig an.
4. Löschen Sie danach alles mit der Gemüsebrühe ab und gießen Sie nach und nach alles mit der Brühe auf.
5. Lassen Sie nun alles langsam aufkochen und anschließend weiter köcheln.
6. In der Zwischenzeit schälen und vierteln Sie die Zucchini. Nun die Stücke noch in feine dünne Streifen schneiden.
7. Die Möhren schälen Sie bitte, waschen und würfeln Sie diese dann ebenfalls.

8. Geben Sie danach alles in die Brühe und lassen Sie es ca. 15 min mitkochen.
9. Schmecken Sie nun die Suppe mit Salz und Pfeffer ab.
10. Jetzt pürieren Sie alles und dann geben Sie die fein gehackte Petersilie auf die Suppe.

Nährwerte pro Portion: kcal: 132 kcal, Kohlenhydrate: 9,4 g, Eiweiß: 4,6 g, Fett: 8,7 g

Nährwerte pro Portion:132 kcal |10 g KH| 9 g Fett | 5 g EW

Zucchini-Cremesuppe

Zutaten für 2 Portionen:

2 Zucchini

1 große Zwiebel

1 Knoblauchzehen

450 ml Gemüsebrühe

75 ml Halbrahm – wenn gewünscht

1 Lorbeerblatt

Olivenöl

Salz und Pfeffer

Frisch geriebene Muskatnuss

1 EL Balsamico Aceto

Zubereitung:

1. Die Zucchini gründlich waschen und die Enden abschneiden.
2. Die Zwiebel und den Knoblauch schälen.
3. Nun die Zucchini, die Zwiebel und den Knoblauch zerkleinern und im Olivenöl anbraten, dabei aber den Knoblauch erst am Ende hinzufügen. Ggf. können Sie etwas Salz zufügen.
4. Nun alles mit der Gemüsebrühe ablöschen und das Lorbeerblatt hinzufügen.
5. Lassen Sie nun alle Zutaten aufkochen und bei geringer Hitze zugedeckt für mindestens 15 Minuten köcheln.
6. Das Lorbeerblatt wieder entfernen und mit dem Pürierstab alles vollständig fein pürieren.
7. Sie können nun den Rahm zufügen, sollte Ihnen die Suppe nicht rahmig genug sein.

8. Jetzt alles noch einmal aufkochen lassen und vom Herd nehmen. Den Balsamico hinzufügen und mit Pfeffer und Muskat abschmecken.

Nährwerte für pro Portion:23 kcal | 1 g KH | 1 g F | 2 g EW

Avocado-Burger

Zutaten für 1 Portion:

2 Scheiben Reiswaffeln

½ Avocado (ergibt ca. 30 Gramm Dip)

Zubereitung:

1. Legen Sie die beiden Reiswaffeln auf einen Teller.
2. Halbieren und entkernen Sie die Avocado.
3. Löffeln Sie das Fruchtfleisch der Avocado mit einem kleinen Löffel heraus und streichen Sie den Dip auf die Reiswaffel.
4. Abschließen mit etwas Salz (oder Gewürzen nach Belieben) würzen.

Nährwerte pro Portion:99kcal | 13 g KH | 5g Fett | 1 g EW

Buntes Chilli mit Thunfisch

Zutaten für 2 Portionen:

300 g Thunfisch, Dose, im eigenen Saft

2 Frühlingszwiebeln

2 TL Olivenöl

2 kleine rote Paprikaschoten

150 g Erbsen, TK

150 g Mais

150 g Bohnen, grüne, TK

100 ml Chilisauce, oder Salsasauce

2 Chilischoten

Etwas Salz

Zubereitung:

1. Erwärmen Sie die Brechbohnen in der Mikrowelle.
2. Lassen Sie den Thunfisch abtropfen.
3. Schneiden Sie die Frühlingszwiebel und Paprika klein und braten Sie diese im Öl an.
4. Die unaufgetauten Erbsen, grüne Bohnen und Mais geben Sie dazu und lassen diese erhitzen.
5. Geben Sie nun den Thunfisch und die Soße dazu, verrühren Sie alles gut und lassen es erhitzen.
6. Zum Schluss geben Sie auch die geschnittene Chilischote dazu und schmecken alles mit Salz ab.

Nährwerte pro Portion:383 kcal | 40 g KH | 14 g F | 24 g EW

Chicken-Wrap

Zutaten für einen Wrap:

1 Blatt Romana-Salat

50 g Hühnerbrust

10 g Mayonnaise

20 g Krautsalat

1 Tomate

Salz und Pfeffer

Zubereitung:

1. Schneiden Sie das Hühnerfleisch in feine Würfel.
2. Geben Sie etwas Öl in eine Pfanne und braten Sie darin das Huhn kräftig an.
3. Legen Sie zuerst je zwei Salatblätter aufeinander und bestreichen Sie diese dünn mit Mayonnaise.

4. Schneiden Sie die Tomaten in kleine Würfel.
5. Geben Sie die angebratenen Hühnerbrustwürfel, den Krautsalat sowie die Tomaten in die Mitte der Salatblätter.
6. Nun salzen und pfeffern Sie alles nach Belieben und rollen es zu einem Wrap zusammen.

Nährwerte pro Wrap:200 kcal | 6 g KH | 12 g Fett | 17 g EW

Eier mit Radieschen

Zutaten für 2 Portionen:

2 mittel große Eier

10 Radieschen

Etwas Petersilie zum garnieren

Zubereitung:

1. Kochen Sie die Eier hart, schrecken Sie diese ab und schälen Sie die Eier.
2. Waschen Sie in der Zwischenzeit die Radieschen gründlich ab und schneiden Sie diese dann in Scheiben.
3. Die Eier können Sie nach Belieben in Scheiben schneiden.

Nährwerte pro Portion:212kcal | 1 g KH 5g Fett | 13g EW

Fingerfood mit Hackfleisch

Zutaten für 2 Portionen:

2 längliche mittelgroße Romana-Salate in einzelne Blätter zerteilt

250 g gemischtes Hackfleisch

100 g knackige frische Bohnensprossen

1 rote Paprika in dünne Streifen geschnitten

1 Bund Frühlingszwiebel in Ringen

2 kleine Karotten in Streifen geschnitten

4 braune Champignons blättrig geschnitten

für die Würzmarinade

1 EL dunkle Sojasoße

3 EL helle Sojasoße

1 TL Sambal-Oelek

1 TL gepresster Knoblauch

1 TL geriebener frischer Ingwer

Kokosöl

Zubereitung:

1. Mischen Sie zuerst alle Bestandteile der Würzmarinade.
2. Erwärmen Sie etwas Kokosöl im Wok / Topf und braten Sie das Hackfleisch krümelig an.
3. Wenn das Hackfleisch gar ist, geben Sie die Karotten, Paprika und Pilze dazu und braten alles weitere 3-4 Minuten an.
4. Fügen Sie als nächstes die Bohnensprossen hinzu und braten Sie weitere 2 Minuten unter Rühren.
5. Anschließend geben Sie die Würzmarinade dazu und mischen alles gut durch.
6. Zum Schluss heben Sie noch die Frühlingszwiebel unter und füllen alles in die vorbereiteten Salatblätter.
7. Sie können es einfach aus der Hand genießen.

Nährwerte pro Portion:390,5 kcal | 13,6 g KH | 22,64 g F | 34,01 g EW

Fischfilet & Garnelen mit Tomaten und Oliven

Zutaten für 2 Personen:

100 g rohe Garnelen (ohne Kopf und Schale; frisch oder TK)

1 Sardellenfilets (Glas)

1/2 Zwiebel

1 Knoblauchzehe

1 EL Olivenöl

1 EL Tomatenmark

1/2 Dose Tomaten

Salz, Pfeffer, Xucker

1/2 EL schwarze Oliven (ohne Stein)

1⁄2 Bund Basilikum

250 g Fischfilet

1 TL Kapern (Glas)

Zubereitung:

1. Lassen Sie zuerst die Garnelen evtl. auftauen.
2. Spülen Sie die Sardellen ab, trocken tupfen und hacken diese sehr fein.
3. Schälen Sie jetzt die Zwiebel und Knoblauch und würfeln diese fein.
4. Erhitzen Sie 1 EL Öl in einem Topf, dünsten Sie die Sardellen, Zwiebel und Knoblauch darin an und lassen Sie anschließend das Tomatenmark kurz mit anschwitzen.
5. Fügen Sie die Tomaten samt Saft zu, zerkleinern Sie alles grob und lassen alles aufkochen.
6. Würzen Sie es mit Salz, Pfeffer und 1 Prise Zucker und lassen es Offen ca. 15 Minuten köcheln.
7. Die Oliven schneiden Sie etwas kleiner.
8. Waschen Sie den Basilikum, trocken schütteln, die Blätter abzupfen und diese schneiden Sie in feine Streifen. Spülen Sie anschließend den Fisch ab, trocken tupfen, ihn schneiden Sie in größere Stücke und würzen den Fisch mit Salz und Pfeffer.
9. Die Oliven, Kapern und Basilikum rühren Sie bitte in die Tomatensoße und schmecken alles nochmals ab. Legen Sie den Fisch auf die Soße und lassen ihn zugedeckt 6–8 Minuten ziehen.
10. Schneiden Sie die Garnelen am Rücken ein, entfernen den dunklen Darm, spülen Sie diese ab und tupfen Sie sie trocken. Erhitzen Sie nun 2 EL Öl in einer Pfanne, braten Sie die Garnelen darin 2–3 Minuten an und würzen Sie alles mit Salz und Pfeffer.
11. Geben Sie diese danach ebenfalls in die Tomatensoße.

Nährwerte pro Portion:280 kcal | 11 g KH | 36 g F | 34,92 g EW

Fischfilets aus dem Backofen

Zutaten für 2 Portionen:

2 aufgetaute Fischfilets (Ich empfehle hier Kabeljau)

8 Kirschtomaten

200g Fetakäse

2 EL Olivenöl

2 Knoblauchzehen

Salz und Pfeffer

Zubereitung:

1. Legen Sie bitte zuerst zwei Stück Alufolie auf ein Backblech und platzieren Sie jeweils ein Fischfilet auf eine Alufolie.
2. Würzen Sie diese ordentlich von beiden Seiten mit Salz und Pfeffer.
3. Nun pressen Sie den Knoblauch und verteilen diesen auf den Filets.
4. Schneiden Sie bitte die Tomaten und den Feta in Scheiben bzw. Würfel und verteilen diese ebenfalls auf den Fischfilets.
5. Beträufeln Sie jetzt alles mit dem Olivenöl.
6. Verschließen Sie nun die Alufolie gut und backen die Pakete für 30 Minuten bei 200°C im Backofen.
7. Dann kann es gleich serviert werden.

Nährwerte pro Portion:483 kcal | 1 g KH | 32 g Fett | 44 g EW

Fisch-Gemüse-Pfanne

Zutaten für 1 Portionem:

300 g Fischfilet

4 Frühlingszwiebeln

100 g Zuckererbsen

2 Zucchino

200 g Champignons

2 TL Olivenöl

300 g Tomaten mit Basilikum

1 Bund Schnittlauch

4 Prisen Salz

4 Prisen Pfeffer

Zubereitung:

1. Bitte spülen Sie das Fischfilet ab und schneiden es in grobe Würfel.
2. Anschließend putzen Sie die Frühlingszwiebeln, abspülen und dann schneiden Sie diese in Ringe. Putzen Sie ebenfalls die Zuckererbsen, Zucchini und Champignons und schneiden Sie alles klein. Jetzt erhitzen Sie Olivenöl in einer Pfanne, braten Sie das vorbereitete Gemüse darin ca. 4 Minuten an und würzen Sie alles mit Salz und Pfeffer.
3. Geben Sie nun die Tomaten mit Basilikum zu und lassen Sie es ca. 3 Minuten köcheln. Legen Sie die Fischstücke ein und lassen alles zugedeckt ca. 5 Minuten bei schwacher Hitze gar ziehen. Zum Schluss schmecken Sie es mit Salz und Pfeffer ab, schneiden den Schnittlauch in feine Röllchen und streuen diesen über den Fisch.

Nährwerte pro Portion:300 kcal | 10 g KH | 11 g F | 39 g EW

Frischer Kräuter-Schinken Dip

Zutaten für 6 Portionen:

½ Bund Rucola

2 Stiele Basilikum

1 Stiel Zitronenmelisse

½ Zitrone

100 g Schinken

200 g Frischkäse

Salz, Pfeffer

Zubereitung:

1. Waschen Sie den Rucola und schleudern Sie ihn trocken. Entfernen Sie nun die Stiele und hacken Sie Blätter fein.
2. Waschen und trocknen Sie den Basilikum und die Zitronenmelisse. Zupfen Sie einige Blättchen ab und hacken Sie diese sehr fein und geben Sie diese auf einen separaten Teller.
3. Hacken Sie die restliche Zitronenmelisse und das restliche Basilikum ebenfalls sehr fein.
4. Pressen Sie nun die halbe Zitrone aus.
5. Entfernen Sie das Fett vom Schinken und schneiden Sie ihn in feine Streifen.

6. Geben Sie den Frischkäse, den Rucola, das fein gehackte Basilikum und die fein gehackte Zitronenmelisse in eine Schüssel und rühren Sie alle Zutaten gut durch.
7. Rühren Sie nun die Schinkenstreifen unter. Schmecken Sie nun den Dip mit Zitronensaft, Salz und Pfeffer ab. Vor dem Servieren mit den separat gestellten Zutaten garnieren.

Nährwerte für 1 Portion:143 kcal | 1,8 g KH | 11 g Fett | 7 g EW

Gefüllte Avocado

Zutaten für 2 Portionen:

2 Avocado

1 Dose Thunfisch

1 rote Zwiebel

2 Cherrytomaten

1 Knoblauchzehe

Thymianzweige

1 EL Olivenöl

Meersalz & Pfeffer

Zubereitung:

1. Halbieren Sie bitte zuerst die Avocados entfernen Sie den Kern und schälen Sie diese vorsichtig.
2. Anschließend schälen Sie ein wenig Fruchtfleisch mit einem Esslöffel aus.
3. Lassen Sie den Thunfisch abtropfen und gaben diesen in eine Schüssel.
4. Schälen Sie nun eine Zwiebel und würfeln Sie sie grob.
5. Bitte waschen und vierteln Sie die Cherrytomaten. Den Knoblauch bitte schälen und fein würfeln.
6. Geben Sie jetzt die Zwiebel und den Knoblauch zum Thunfisch und vermengen Sie alles gut.
7. Würzen und schmecken Sie den Thunfisch mit Öl, Salz und Pfeffer ab.
8. Den Thunfischsalat füllen Sie in die Avocadohälften, die Cherrytomaten verteilen Sie darüber und richten Sie es mit Thymianzweigen an.

Nährwerte pro Portion:564 kcal |10,3 g KH| 37 g Fett | 42 g EW

Gefüllte Avocado mit Krabben

Zutaten für 2 Portionen:

2 große Avocados

1 Packung Krabben

2 EL Mayonnaise

2 EL Soure Cream

Etwas Zitronensaft, Dill und Paprikagewürz

Zubereitung:

1. Geben Sie die Krabben, die Mayonnaise und die Soure Cream in eine Schüssel und rühren Sie alles gut durch. Anschließen geben Sie einige Spritzer Zitronensaft und die Gewürze zu und rühren alle Zutaten durch. Danach zum Ruhen 10 Minuten in den Kühlschrank stellen.
2. Schneiden Sie die Avocados mit einem Messer in der Mitte der Länge nach durch und halbieren Sie die Frucht. Danach entfernen Sie den Kern.
3. In die Aussparung in der sich der Kern befand, geben Sie nun die leckere Krabbenmarinade.

Nährwerte pro Portion:161kcal | 8,5g KH | 7g Fett | 13 g EW

Gefüllte Paprika mit Käsecreme

Zutaten für 2 Portionen:

4 mittelgroße Paprika

100 g würziger Käse etwa Tallegio

200 g Frischkäse

½ Bund Schnittlauch

1 EL Creme Fraiche

1 EL Zitronensaft

Salz & Pfeffer

Zubereitung:

1. Waschen und trocknen Sie die Paprika. Schneiden Sie diese dann in jeweils zwei Hälften und entfernen Sie das Kerngehäuse, sowie das weiße an den Schnitträndern.
2. Schneiden Sie den Käse in Würfel und geben Sie ihn zusammen mit dem Frischkäse in eine Schüssel und vermengen Sie beide Zutaten gründlich.
3. Waschen, trocknen und in feine Ringe schneiden. Fügen Sie nun den Schnittlauch zur Käse-Mischung hinzu.
4. Geben Sie den Zitronensaft und den Creme fraiche hinzu und verrühren Sie alle Zutaten gründlich. Schmecken Sie abschließend die Käse-Mischung noch mit Salz und Pfeffer ab.
5. Im letzten Schritt geben Sie mit einem Löffel die Käse-Mischung in die Paprikahälften. Fertig ist eine leckere Beilage.

Nährwerte pro Portion:485 kcal | 20 g KH | 36 g Fett | 17 g EW

Mein persönlicher Tipp:

Dieses Gericht ist sehr gut als Appetizer geeignet. Es lässt sich im Kühlschrank lagern und ist sofort griffbereit um Ihre Gäste von Low Carb zu überzeugen....

Gefüllte Thunfisch-Eier

Zutaten für 2 Portionen:

4 hart gekochte Eier

1/2 Dose Thunfisch (im eigenen Saft) 75 g

120 g Mayonnaise

Pro Ei je 1 EL feinstgehackte Zwiebeln und Staudensellerie

Salz und Pfeffer

Zubereitung:

1. Bitte halbieren Sie die gekochten Eier und entnehmen Sie das Eigelb.
2. Vermengen Sie das Eigelb mit den restlichen Zutaten zu einer glatten Masse.
3. Anschließend geben Sie die Masse in die Eierhälften.
4. Sie können diese auch noch mit Petersilie oder anderen Kräutern garnieren.

Nährwerte pro Portion:611kcal | 4 g KH | 56 g Fett | 24 g EW

Gefüllte Tomaten mit Fisch

Zutaten für 2 Portionen:

4 große Tomaten

2 Dosen Thunfisch (im eigenen Saft)

125 g Sojajoghurt

4 Eier

1 TL Senf

1 Spritzer frischen Zitronensaft

1/2 Bund Petersilie

Muskat

Meersalz & Pfeffer

Zubereitung:

1. Als erstes waschen Sie bitte die Tomaten und schneiden den Stielansatz komplett ab.
2. Entfernen Sie die Kerne der Tomaten.
3. Lassen Sie die Eier hart kochen, anschließend pellen Sie diese ab und schneiden Sie sie in kleine Stückchen.
4. Geben Sie nun den Thunfisch in eine Schüssel und heben Sie den Joghurt, die Eier, Salz, Pfeffer und etwas gehackte Petersilie unter.
5. Schmecken Sie alles mit einem Spritzer Zitrone und etwas Muskat ab.
6. Füllen Sie jetzt den Thunfischsalat in die Tomaten, bestreuen Sie diese mit etwas Petersilie und servieren Sie die Tomaten sofort.

Nährwerte pro Portion:347 kcal |10 g KH| 11 g Fett | 10 g EW

Gurken Carpaccio mit Lachs

Zutaten für 2 Portionen:

300 g Salatgurken

150 g Lachs (Räucherlachs)

100 g Joghurt (3,8 % Fett)

50 g saure Sahne

2 EL Zitronensaft

2 EL Schnittlauch, in Röllchen geschnitten

1 EL Dill, gehackt

2 Scheibe/n Toastbrot, Vollkorn

Salz und Pfeffer

Zubereitung:

1. Als erstes schälen Sie die Gurken und schneiden oder hobeln Sie diese in sehr feine Scheiben. Diese richten Sie dekorativ auf großen Tellern an und Salzen und pfeffern Sie die Scheiben nach Geschmack.
2. Das Carpaccio beträufeln Sie bitte mit Zitronensaft und bestreuen es mit dem gehackten Dill.
3. Jetzt rühren Sie den Joghurt und die saure Sahne glatt, mischen Sie die Schnittlauchröllchen unter und würzen Sie die Soße mit Salz und Pfeffer.
4. Die Toastscheiben schneiden Sie in Würfel oder Streifen und rösten Sie diese in einer Pfanne ohne Fett knusprig braun an.
5. Legen Sie jetzt den Lachs dekorativ auf das Gurken- Carpaccio und servieren Sie die Schnittlauchsoße und das Brot dazu.

Nährwerte pro Portion:264 kcal | 29,75 g KH | 9,65 g F | 21,65 g EW

Rezept für den Low Carb-Hummus

Hummus wird traditionell mit Kichererbsen zubereitet.Da diese jedoch auf 100g ca. 60g Kohlenhydrate haben, werden die Kichererbsen in diesem Rezept durch Zucchini ersetzt. Zucchini haben auf 100g nur 3,1g Kohlenhydrate.

Zutaten für 4-5 Portionen:

2 Zucchini

4 EL Tahini (Sesam-Paste)

60 ml frisch gepresster Zitronensaft

30 ml Olivenöl

2 Knoblauchzehen

1 TL Salz

1 EL Kreuzkümmel

Zubereitung:

1. Waschen Sie die Zucchini gründlich ab und schälen Sie diese. Nun schneiden Sie die Zucchini in Würfel.
2. Halbieren Sie die Zitrone und pressen Sie deren Saft in ein Glas. Tipp: Lassen Sie den Saft durch ein Sieb laufen, so haben Sie danach in der Flüssigkeit keine Kerne.
3. Schälen Sie die Knoblauchzehen und vierteln Sie diese.
4. Geben Sie die Würfel der Zucchini, den Saft der Zitrone und den Knoblauch in eine Schüssel. Geben Sie das Olivenöl und die anderen Zutaten zu.
5. Abschließend pürieren Sie alle Zutaten mit einem Pürierstab oder in Ihrer Küchenmaschine zu einer feinen Paste.

Rezept für die Karottensticks

Zutaten für 4-5 Portionen:

3-4 Stück Karotten

Zubereitung:

1. Waschen Sie die Karotten gründlich ab.
2. Schälen Sie die Karotten mit einem Gemüseschäler ab.
3. Halbieren Sie die Karotten und schneiden Sie diese dann der Länge nach.

Nährwerte pro Portion: Karotten: 20kcal, 5g KH, 0,1g F, 0,45g P

Dip: 90kcal, 5,55 g KH, 7,2 g F, 2,3g P

Bärlauchaufstrich

Zutaten:

1 Bund frischer Bärlauch

Ca. 200 Gramm Butter

Einige Prisen Salz

1 Chilliflocke

Zubereitung:

5. Erwärmen Sie die Butter auf Zimmertemperatur, sodass die Butter weich wird.

6. Waschen Sie den Bärlauch mit Wasser ab und pürieren Sie ihn anschließen.
7. Geben Sie nun die Butter, Salz und die Chilliflocke zu und pürieren Sie alles zu einer weichen Masse.
8. Der Aufstrich lässt sich einige Tage im Kühlschrank aufbewahren.

Nährwerte für 100 Gramm Aufstrich1443 kcal | 1,65KH | 162 g Fett | 2g EW

Erdbeer- Fruchtaufstrich

Zutaten:

250 g Erdbeeren

110 ml Kokosmilch

20 g Xucker (Premium)

25 g Chiasamen

Zubereitung:

4. Zuerst waschen Sie die Erdbeeren gut, entfernen das Grün und danach pürieren Sie diese mit einem Stabmixer fein.
5. Erwärmen Sie die Kokosmilch zusammen mit dem Xucker in einem Topf, bis sich der Xucker aufgelöst hat.
6. Rühren Sie nun die Kokosmilch und Chiasamen unter das Erdbeerpüree und lassen Sie alles ca. 20 Minuten im Kühlschrank quellen.

Nährwerte für die im Rezept angegebene Menge:485,2 kcal | 36,16 g KH | 30,14 g F | 11,08 g EW

Low Carb Wurstaufstrich

Zutaten für 3 Portionen:

100 g Schinken

250g Katenschinken

200 g Frischkäse

1 kleine Zwiebel

½ TL Paprikapulver

Salz & Pfeffer

Zubereitung:

1. Die Zwiebel schälen und in kleine Stücke schneiden.
2. Den Schinken und den Katenschinken in grobe Stücke schneiden.
3. Geben Sie nun alle Zutaten in ein Gefäß und pürieren Sie alle Zutaten zu einer homogenen Masse bis die nun entstandene Streichwurst die gewünschte Konsistenz hat.

Nährwerte für eine Portion:1382 kcal | 12 g KH | 104 g Fett | 98 g EW

Zwiebel Dip süß-sauer

Zutaten für 4 Portionen:

2 Zwiebeln

200 g Mayonnaise

200 g geriebenen Schweizer Käse

Zubereitung:

1. Heizen Sie Ihren Ofen auf 200 Grad vor.
2. Schälen Sie die Zwiebel und schneiden Sie diese in kleine Würfel.
3. Geben Sie nun in eine Schüssel die Zwiebeln, die Mayonnaise und den geriebenen Käse.
4. Rühren Sie alle Zutaten gut durch.
5. Geben Sie die Zutaten in eine Ofenfeste Backform. Diese geben Sie für ca. 20 bis 30 Minuten in den auf 200 Grad vorgewärmten Ofen.

Nährwerte für 1 Portion:552 kcal | 2 g KH | 53 g Fett |15 g EW

Sommerlicher Schnittlauchdip

Zutaten:

½ Bund Schnittlauch (ca. 25 g)

100 g Creme Fraiche

1 TL Senf (mittelscharf)

1 TL Meerrettich

Salz & Pfeffer

Zubereitung:

1. Den Schnittlauch kurz mit kaltem Wasser abwaschen und danach in Röllchen schneiden.
2. Verrühren Sie den geschnittenen Knoblauch in einer Schüssel mit Creme fraiche, Senf und dem Meerrettich.
3. Abschließen mit Salz und Pfeffer abschmecken.

Nährwerte für 100 Gramm Aufstrich277kcal | 5 G KH | 25 g Fett | 6 g EW

Quark mit Frühlingszwiebeln

Zutaten für 2 Portionen:

2 Stangen Frühlingszwiebel

1 Paprika

250 g Magerquark

¼ Salatgurke

Zubereitung:

1. Waschen Sie die Stange der Frühlingszwiebel mit Wasser ab und schneiden Sie diese dann in dünne Stücke.
2. Waschen und dritteln Sie die Paprika. Diese anschließend entkernen und in feine Würfel schneiden.
3. Das vierter der Salatgurke schälen und in feine Stücke schneiden.
4. Die zubereiteten Zutaten in eine Schüssel geben.
5. Den Quark zugeben und alles gut vermengen.
6. Mit etwas Salz würzen.

Nährwerte für 1 Portion:119 kcal | 10g KH | 0,7 g F | 15 g EW

Kokosmehl-Tortilla mit Hackfleisch

Zutaten:

2 EL Kokosmehl; 1/4 TL Backpulver; 4 Eiweiß; 4 EL Kokosmilch; Kokosöl; 60 g Rindergehacktes; 4 EL Tomatenmark; 1 große Zwiebel; 2 Eisbergsalat-Blätter; 1 EL Mais; Salz & Cayennepfeffer

Zubereitung:

Kokosmehl, Backpulver, Kokosmilch und Eiweiß in einer Schüssel verrühren. In einer Pfanne in etwas Öl zwei Tortillas daraus machen.

Nun die Zwiebel schälen und fein hacken. Zusammen mit dem Hackfleisch und dem Mais kurz anbraten. Tomatenmark unterrühren, würzen und etwas Wasser hinzufügen. Nun die Mischung kochen, bis das Fleisch durch und keine Flüssigkeit mehr vorhanden ist.

Die Tortillas nun zuerst mit einem gewaschenen Blatt Salat belegen und danach die Hackfleischmischung drüber geben.

Einfacher Bohnensalat

Zutaten:

400 g Prinzessbohnen; 1 mittelgroße Zwiebel; 1 Bund Schnittlauch; 50 g Speck (fettarm); 4 EL Balsamico; 1 EL Kokosöl; 1/2 Tasse Kokosmilch; Salz & Pfeffer

Zubereitung:

Bohnen in Wasser bissfest kochen, absieben und in eine Schüssel geben. Zwiebel schälen und Schnittlauch säubern. Beides und den Speck in kleine Stücke schneiden und zu den Bohnen geben. Die restlichen Zutaten hinzufügen und alles mit Salz und Pfeffer abschmecken.

Knoblauchbrot mit Tomatensalat

Zutaten:

2 Tassen Mandelmehl; 2 EL Kokosmehl; 1/2 TL Salz; 1 EL Kokosöl; 2 Knoblauchzehen (gepresst); 3 Eier; 1 TL Knoblauchpulver; 1 TL Zwiebelpulver; 2 Fleischtomaten; 1 Bund Schnittlauch; 1 Prise Oregano; 1/4 TL Backpulver

Zubereitung:

Mehl, Salz, Eier, Knoblauch, Knoblauchpulver, Zwiebelpulver, Oregano und Backpulver zu einem Teig vermengen und daraus kleine Brotstangen formen. Diese bei 150 Grad unter Wenden im Backofen knusprig backen.

Tomaten waschen und in dünne Scheiben schneiden. Schnittlauch ebenfalls waschen und fein hacken. Beides vermischen und mit den Knoblauchbrotstangen servieren.

Chili-Oliven-Salat

Zutaten:

1/2 Salatgurke; 1 kleine Tomate; 2 Chilischoten; 50 g Oliven (entsteint); 1 mittelgroße Zwiebeln; 2 EL Orangensaft; 2 EL Zitronensaft; 1 EL Olivenöl; 1 TL Petersilie (gehackt); 1 TL Koriander (gehackt); Salz & Pfeffer

Zubereitung:

Gurke und Zwiebel schälen und in dünne Scheiben. Tomate, Chilischoten und Oliven waschen und in kleine Stücke schneiden. Alles mit den übrigen Zutaten in einer Schüssel vermengen und mit Salz und Pfeffer abschmecken.

Rettich-Pommes mit Fleischbällchen

Zutaten:

400 g Rettich (weiß); 300 g Rindergehacktes; 1 Knoblauchzehe (gepresst); 1 EL Kokosmehl; 1 kleine Zwiebel (gehackt); 1 Ei; Salz & Pfeffer, Pflanzenöl

Zubereitung:

Rettich schälen, waschen, trocken tupfen und zu Pommes schneiden. Danach auf einem Backblech unter Wenden bei 200 Grad goldbraun backen.

Nun wird das Hackfleisch in einer Schüssel mit Knoblauch, Mehl, Zwiebel, Ei und etwas Salz und Pfeffer vermischt. Danach die Hackfleischmischung zu kleinen Bällchen formen und von allen Seiten in der Pfanne in etwas Öl durchgaren.

Mango-Kiwi-Salat mit Paranüssen

Zutaten:

2 Mango; 3 Kiwis; 1 Erdbeere; 1 EL Joghurt (fettarm); 1/2 TL Balsamico; 1/2 TL Honig; 1/2 Tasse Paranüsse; 1 Prise Salz

Zubereitung:

Mango und Kiwi schälen und mit der Erdbeere in mundgerechte Stücke schneiden. Paranüsse klein hacken und alles mit den übrigen Zutaten in einer Schüssel vermengen.

Fisch-Allerlei

Zutaten:

400 g Fischfilet; 150 g Spinat; 2 Champignons; 1 Prise Paprikapulver; 1 TL Senf; 1 TL Ketchup; 1 Tasse Kaisergemüse; 1/2 Tasse Pflanzenöl; Salz & Pfeffer

Zubereitung:

Fischfilets waschen, trocken tupfen und in eine Schüssel geben. Nun aus Senf, Ketchup, Paprikapulver und Öl eine Marinade machen. Die Fischfilets mit der Marinade einreiben und zugedeckt für 30 Minuten im Kühlschrank ziehen lassen.

Danach die Filets in einer Pfanne in etwas Öl von beiden Seiten goldbraun braten. Champignons waschen, klein schneiden und zusammen mit dem Kaisergemüse in der Pfanne mit dem Fisch kurz mit andünsten.

Grüne Bohnen mit gerösteten Zwiebeln

Zutaten:

200 g grüne Bohnen; 2 große Zwiebeln; 4 Knoblauchzehen (gehackt); 2 EL Pflanzenöl; 2 EL Orangensaft; Salz & Pfeffer

Zubereitung:

Bohnen zunächst in Wasser bissfest kochen und absieben. Dann die Bohnen samt Knoblauch in einer Pfanne im Öl für fünf Minuten kurz andünsten und auf einen Teller geben.

Zwiebel schälen, fein hacken, in etwas Öl auf dem Herd knusprig rösten und zu den Bohnen geben. Nun alles mit Orangensaft beträufeln und würzen.

Grillspieße mit Hähnchen und Gemüse

Zutaten:

200 g Hähnchenbrustfilets; 1 große Zwiebel; 1 Paprikaschote; 1/4 Zucchini; 1 Champignon; 2 EL Currypulver, 1 EL Ketchup; 1 TL Chilipulver; Salz; Pfeffer; Paprikapulver

Zubereitung:

Hähnchenbrustfilets waschen, trocken tupfen, in kleine Stücke schneiden und in eine Schüssel geben. Gewürze und Ketchup hinzufügen und gut vermengen.

Zwiebel und Zucchini schälen und zusammen mit der Paprikaschote und den Champignons waschen, abtrocknen und klein schneiden. Gemüse und Fleisch abwechselnd auf Spieße stecken und grillen.

Heringssalat

Zutaten:

2 Salzheringsfilets; 2 Matjesfilets; 100 g saure Sahne; 1 Stange Petersilie; 1 Bund Schnittlauch; 3 EL Weißweinessig; 1 Birne; 1 rote Beete; Salz

Zubereitung:

Fischfilets und rote Beete in kleine mundgerechte Stücke schneiden und in eine Schüssel geben. Petersilie und Schnittlauch waschen, klein hacken und mit den restlichen Zutaten unter die Fischstücke mischen. Alles mit Salz abschmecken.

Gulaschsuppe

Zutaten:

400 g Gulasch (Rindfleisch); 4 große Zwiebeln; 2 Fleischtomaten; 1 Paprikaschote; 500 g Rinderbrühe; 1 Kokosöl; 1 TL Kümmel; 2 EL Paprikapulver (süß); 4 Knoblauchzehen (gepresst); 1 Tasse saure Sahne; Meersalz

Zubereitung:

Fleisch kurz in etwas Öl anbraten und danach mit der Rinderbrühe ablöschen. Zwiebeln schälen, Tomaten und Paprikaschote waschen, alles in kleine Würfel schneiden und zum Fleisch geben. Paprikapulver und etwas Salz hinzufügen und zugedeckt und das Fleisch auf niedriger Stufe für eine köcheln.

Danach Sahne und Knoblauch hinzufügen, abschmecken und bis zur gewünschten Konsistenz fertig kochen.

Frische Tomatensuppe

Zutaten:

500 g Tomaten; 1 mittelgroße Zwiebel; 2 TL Knoblauchpulver; 2 EL Olivenöl; 2 Tassen Gemüsebrühe; 1 TL Basilikum (gehackt); 1 EL Petersilie (gehackt) 1 EL getrockneten Thymian; Salz & Pfeffer;

Zubereitung:

Zwiebeln schälen und Tomaten waschen und beides in kleine Stücke schneiden. Zusammen mit den restlichen Zutaten in der Brühe auf dem Herd für 20 Minuten köcheln lassen. Danach mit einem Pürierstab oder im Mixer zu einer Suppe verarbeiten. Nach Belieben nachwürzen.

Lammrücken mit Gemüse

Zutaten:

1,5 kg Lammrücken; 200 ml Gemüsebrühe; 1 Stange Sellerie; 2 mittelgroße Zwiebeln; 4 Knoblauchzehen (gepresst); 1/2 Zucchini; 2 Karotten; 1 Tasse Brokkoli; 4 EL Olivenöl; 2 EL Mandelmehl; Salz & Pfeffer

Zubereitung:

Lammrücken waschen, abtrocknen und würzen. Danach in einer Pfanne in Öl von beiden anbraten. Auf einen Teller geben.

Die restlichen Zutaten in mundgerechte Stücke schneiden und in der Gemüsebrühe weich kochen. Anschließen absieben und zu den Lammrücken servieren.

Spargelsuppe

Zutaten:

100 g Spargel (weiß); 200 ml Wasser; 100 ml Mandelmilch; 5 EL Mandelmehl; 1 Eigelb; 1 EL Honig; Salz

Zubereitung:

Spargel zunächst bissfest kochen und beiseitelegen und in kleine Stücke schneiden. Eigelb, Milch und Honig vermengen und mit dem Spargel in einen Topf geben.

Nach fünf Minuten das Mehl hinzufügen, abschmecken und bis zur gewünschten Konsistenz kochen.

Blumenkohlpüree mit Huhn

Zutaten:

300 g Hähnchenbrust; 200 g Blumenkohl; 1 Bund Schnittlauch; 4 EL Mandelmilch; Öl; Salz & Pfeffer

Zubereitung:

Blumenkohl waschen, klein schneiden und mit etwas Wasser im Mixer oder mit einem Pürierstab zu einem Brei verarbeiten. Schnittlauch waschen, in kleine Stücke schneiden und mit der Milch unter den Blumenkohl Püree rühren. Mit Salz abschmecken.

Hähnchenbrust waschen, trocken tupfen und würzen. In Öl abraten und zum Püree servieren.

Porree-Käse-Suppe

Zutaten:

1 Stange Porree; 100 g Schmelzkäse (fettarm); 1 Liter Mandelmilch; 2 EL Mandelmehl; Salz & Pfeffer

Zubereitung:

Porree putzen, in kleine Stücke schneiden und in einem Topf mit der Milch für zehn Minuten weich kochen. Danach mit einem Pürierstab zu einer Creme rühren. Käse und Mehl untermengen und mit Salz und Pfeffer abschmecken.

Hähnchen-Kasserolle

Zutaten:

1 ganzes Hähnchen; 100 ml roten Traubensaft; 100 ml Mandelmilch; 1 Paprikaschote; 4 EL Mandelmehl; 2 Bund Schnittlauch; Salz & Pfeffer

Zubereitung:

Hähnchen waschen, in kleinere Portionen teilen und in einer Pfanne in Öl anbraten. Etwas Salz und Pfeffer hinzufügen und mit Traubensaft ablöschen. Bei geschlossenem Deckel für 40 Minuten köcheln lassen.

Paprikaschote waschen, entkernen; Schnittlauch waschen und beides in kleine Stücke schneiden. Zusammen mit Milch und Mehl zum Hähnchen geben und bis zur gewünschten Konsistenz kochen.

Ingwer-Spinat-Suppe

Zutaten: 50 g geriebenen Ingwer; 4 Tassen Blattspinat; 400 ml Gemüsebrühe; 100 ml Milch; 4 EL Mandelmehl; 1 große Zwiebel (gehackt); 1 Knoblauchzehe (gepresst); Salz & Pfeffer

Zubereitung:

Spinat in der Brühe für 15 Minuten köcheln lassen und dann absieben. Spinat nun mit den restlichen Zutaten in einem Topf vermengen, mit einem Pürierstab cremig pürieren, mit Salz und Pfeffer abschmecken und nochmals erwärmen.

Spargel mit Lachs

Zutaten:

300 g Spargel (weiß); 300 g Lachfilet; 200 ml Mandelmilch; 50 ml Gemüsebrühe; 1 große Zwiebel; 1 TL Chilipulver; 1 TL Thymian; 1/2 TL Kümmel; 1 TL gehackte Petersilie; 2 EL Mandelmehl; Öl; Meersalz & Pfeffer

Zubereitung:

Spargel mit der Gemüsebrühe in einem Topf für rund 30 Minuten auf niedriger Stufe köcheln lassen. Entnehmen und auf einen Teller legen.

Nun die Zwiebel schälen, klein hacken und zusammen mit Milch, Chilipulver, Thymian, Kümmel und Petersilie im Topf zu einer dicken Konsistenz kochen. Spargel hinein geben und zugedeckt beiseitestellen.

Lachfilet waschen, trocken tupfen und mit Salz und Pfeffer würzen. Danach in einer Pfanne in etwas Öl knusprig braten. Topf mit Spargel nochmals kurz erwärmen und zum Lachs servieren.

Frischer Wurstsalat

Zutaten:

200 g Bierschinken; 4 große Champignons; 1 Tasse Blattspinat; 1 Fleischtomate; 1 große Zwiebel; 1 TL Zitronensaft; 1 TL Weißweinessig; Salz & Pfeffer

Zubereitung:

Zwiebel schälen und klein hacken. Wurst in dickere Scheiben schneiden und in einem Topf mit Zwiebel, Zitronensaft und Weißweinessig zugedeckt für 30 Minuten ziehen lassen.

Tomate waschen und mit den Champignons klein hacken. Spinat ebenfalls waschen und klein zupfen. Beides anschließend unter den Wurstsalat mischen und alles mit Salz und Pfeffer abschmecken.

Blumenkohl-Brokkoli-Salat

für 4 Portionen:

- je 400g Brokkoli- und Blumenkohlröschen

- 300 ml Gemüsebrühe

- 1 hart gekochtes Ei

- 150g Joghurt

- 50 g Creme fraiche

- 2 EL Obstessig

- Saft von 1/2 Zitrone

- 1 Tl Currypulver

- Salz

- Pfeffer

- Zucker

- 1/2 Bund Schnittlauch

Zubereitung:

- Brokkoli- und Blumenkohlröschen waschen und in der kochenden Gemüsebrühe abgedeckt etwa 7 Minuten bissfest garen

- Abgießen und abkühlen lassen

- Hart gekochtes Ei schälen und fein hacken

- Joghurt mit der Creme fraiche, dem Obstessig, Zitronensaft, Currypulver, Salz, Pfeffer und Zucker nach Geschmack mischen

- Blumenkohl und Brokkoli mit der Sauce mischen

- Schnittlauch waschen, trocknen und in Röllchen schneiden

- Salat mit Ei und Schnittlauch garnieren

Gemüsesalat mit Paksoi und Bambus

für 4 Portionen:

- 650g Paksoi

- Salz

- 2 Knoblauchzehen

- 7 El Sesamöl

- je 200g Palmherzen und Bambussprossen aus der Dose

- 125 ml Gemüsebrühe

- 200g Rettich

- 2 Noriblätter

- 8 El Sojasauce

- 6 El Zitronensaft

- 8 El süßer Reiswein

- 5 El Gemüsefond

- 1 El Fünf-Gewürz-Pulver

Zubereitung:

- Paksoi waschen, trocknen, putzen und in Streifen schneiden

- In kochendem Salzwasser 3 Minuten blanchieren, dann abgießen und abtropfen lassen

- Knoblauch schälen und zerdrücken

- In 4 El erhitztem Sesamöl Knoblauch andünsten

- Die Palmherzen und Bambussprossen abtropfen lassen, klein schneiden und dazu geben

- Gemüsebrühe angießen

- Rettich waschen, putzen, schälen und würfeln

- Ebenfalls hinzufügen

- Noriblätter anrösten

- Sojasauce, Zitronensaft, Reiswein, restliches Sesamöl, Gemüsefond und Fünf-Gewürz-Pulver verrühren und mit Salz und Pfeffer abschmecken

- Den Paksoi zum Pfannengemüse geben und erwärmen

- Alles auf Teller verteilen und mit der Sauce beträufeln

- Noriblätter klein zupfen und über den Salat streuen

Bunter Hirsesalat

für 4 Portionen:

- 200g Hirse

- 500 ml Gemüsebrühe

- 1/2 Salatgurke

- 250g Tomaten

- 1 Friseesalat

- 200g Joghurt

- 2 El Öl

- 2 El Tomatenketchup

- 1 El Apfelessig

- Salz

- Pfeffer

- 2 El Schnittlauchröllchen

Zubereitung:

- Gemüsebrühe erhitzen und Hirse 20 Minuten darin garen

- Vom Herd nehmen und abkühlen lassen

- Salatgurke putzen, schälen und würfeln

- Tomaten waschen, trocknen, Stielansätze entfernen und das Fruchtfleisch achteln

- Friseesalat waschen, trocken schleudern, putzen und in mundgerechte Stücke zupfen

- Alles mit der Hirse mischen

- Aus Joghurt, Öl, Tomatenketchup, Apfelessig, Salz, Pfeffer und Schnittlauchröllchen ein Dressing bereiten und über den Salat geben

- Gut vermengen und servieren

Körnersalat mit Gemüse und Linsen

für 4 Portionen:

- 100g Weizenkörner

- 500 ml Gemüsebrühe

- 100g rote Linsen

- 250g Staudensellerie

- 1/2 Bund Frühlingszwiebeln

- 1 El Öl

- 4 El Kräuteressig

- Salz

- Pfeffer

- Zucker

- 5 El Sojaöl

- Salatblätter zum Anrichten

Zubereitung:

- Weizenkörner über Nacht in kaltem Wasser einweichen, am nächsten Tag abgießen und in der kochenden Gemüsebrühe etwa 30 Minuten garen

- Die roten Linsen in ein Sieb geben, abspülen und nach 18 Minuten zu den Körnern geben

- Den Staudensellerie und die Frühlingszwiebeln waschen, trocknen, putzen und fein würfeln

- Beides in heißem Öl andünsten

- Mit dem Kräuteressig ablöschen und mit Salz, Pfeffer und etwas Zucker würzen

- Das Sojaöl unterrühren und alles mit den abgekühlten Weizenkörnern und Linsen mischen

- 30 Minuten ziehen lassen, dann auf Salatblättern anrichten und servieren

Gemüsesalat mit Salzzitrone

für 4 Portionen:

- 3 grüne Paprikaschoten

- 2 Auberginen

- 2 Eier

- 1 El Obstessig

- Salz

- 150 ml Pflanzenöl

- 1/2 eingelegte Salzzitrone

- 150g grüne Oliven ohne Stein

- 2 El Olivenöl

- Saft von 1 Zitrone

- Pfeffer

- 1 El frisch gehackte Petersilie

Zubereitung:

- Backofen auf 180°C (Umluft 160°C) vorheizen

- Paprikaschoten waschen, trocknen und im Ofen 20 Minuten backen, bis die Schale schwarz wird und Blasen wirft

- Paprika herausnehmen, abkühlen lassen, schälen, die Kerne entfernen und die Schoten in Stücke schneiden

- Auberginen waschen, trocknen, putzen und in etwa 1 cm große Würfel schneiden

- Die Eier trennen, Eiweiß verquirlen und mit dem Essig und 1/2 Tl Salz mischen

- Die Auberginen in dieser Mischung wenden und im heißen Pflanzenöl ausbacken

- Aus der Pfanne nehmen und abtropfen lassen

- Die Salzzitrone schälen, die Schale waschen, trocknen und fein würfeln

- Das Gemüse mit Zitronenschale und Oliven mischen

- Aus Olivenöl, Zitronensaft, Salz und Pfeffer ein Dressing rühren und über den Salat geben

- Mit Petersilie bestreut servieren

Tomaten-Eier-Salat mit Schnittlauchröllchen

für 4 Portionen:

- 500g Tomaten

- 1 Bund Schnittlauch

- 5 hart gekochte Eier

- Saft von 1 Zitrone

- 3 El Sonnenblumenöl

- Senf

- Salz

- Pfeffer

- 2 El frisch gehackter Kerbel zum Garnieren

Zubereitung:

- Tomaten waschen, Stielansätze entfernen, Früchte mit kochendem Wasser überbrühen, häuten, entkernen und das Fruchtfleisch würfeln

- Schnittlauch waschen, trocken tupfen und in Röllchen schneiden

- Die Eier schälen und achteln

- 4 Eier in einer Schüssel mit den Tomaten und dem Schnittlauch mischen

- Zitronensaft, Sonnenblumenöl, Senf, Salz und Pfeffer verrühren und über den Salat geben

- Mit dem restlichen geachtelten Ei und dem frisch gehackten Kerbel garniert servieren

Frühlingssalat mit Mozzarella und Avocado

für 4 Portionen:

- 200g gemischter, küchenfertiger Blattsalat

- 2 Frühlingszwiebeln

- 1 rote Paprikaschote

- 1 Avocado

- 4 gewürfelte Tomaten

- Zitronensaft

- 200g Mozzarella

- 6 El Olivenöl

- 2 El Aceto balsamico

- 2 El frisch gehacktes Basilikum

- Salz

- Pfeffer

Zubereitung:

- Blattsalat waschen und trocken schleudern

- Frühlingszwiebeln waschen, trocknen, putzen und in Ringe schneiden

- Paprikaschoten waschen, trocknen, putzen, entkernen und in Streifen schneiden

- Avocado schälen, den Kern entfernen und das Fruchtfleisch in Scheiben schneiden

- Mit etwas Zitronensaft beträufeln und mit den anderen Salatzutaten mischen

- Mozzarella abtropfen lassen, in Scheiben schneiden und dazugeben

- Olivenöl mit Aceto balsamico, dem frisch gehackten Basilikum, Salz und Pfeffer verrühren und über den Salat geben

Chicoreesalat mit Trauben und Mango

für 4 Portionen:

- 2 Chicoreestauden

- 400g grüne Trauben

- 1 Mango

- 1/2 Honigmelone

- 100g getrocknete Datteln

- 250 ml Buttermilch

- 5 El Grappa

- 2 El Creme double

- 3 El Mangosaft

- Zitronenpfeffer

- je 1 Prise Kardamom- und Nelkenpulver

- 50g gehackte Pekannüsse

Zubereitung:

- Chicorée waschen, trocknen, halbieren, den bitteren Strunk herausschneiden und Blätter in Streifen schneiden

- Trauben waschen, trocken tupfen, halbieren und entkernen

- Mango schälen, halbieren, das Fruchtfleisch in Spalten vom Kern schneiden

- Melone entkernen und das Fruchtfleisch mit einem Kugelausstecher herauslösen

- Datteln vom Kern befreien und in Streifen schneiden

- Die Früchte und den Chicorée in einer Schüssel mischen

- Buttermilch mit dem Grappa, der Creme double und dem Mangosaft verrühren und mit den Gewürzen abschmecken

- Über den Salat geben und mit den Pekannüssen garniert servieren

Zucchinisalat mit Cashewkernen

für 4 Portionen:

- 4 Zucchini (ca. 800g)

- Salz

- Pfeffer

- 10 El Olivenöl

- 4 Tomaten

- 2 Frühlingszwiebeln

- 1 Bund Thymian

- 100g Cashewkerne

- 1 Kopf Radicchio

- 4 El Aceto balsamico

Zutaten:

- Zucchini waschen, trocknen, putzen und in Scheiben schneiden

- in 3 El Öl kurz anbraten

- Dann aus der Pfanne nehmen und auf Küchenkrepp abtropfen lassen

- Tomaten waschen, von den Stielansätzen befreien, mit kochendem Wasser überbrühen, häuten, entkernen und das Fruchtfleisch würfeln

- Frühlingszwiebeln waschen, trocknen, putzen und in Ringe schneiden

- Thymian waschen, trocknen, die Blättchen abzupfen, einige Blättchen beiseitelegen, den Rest hacken

- Cashewkerne in einer Pfanne ohne Fett rösten

- Radicchio waschen, putzen, trocken schleudern und die Blätter auf Teller verteilen

- Zucchinischeiben und Tomatenwürfel mit den Frühlingszwiebeln darauflegen

- Aus Thymian, restlichem Olivenöl, Balsamico, Salz und Pfeffer ein Dressing bereiten und über den Salat geben

- Cashewkerne darüber streuen

- Mit den beiseitegelegten Thymianblättchen garniert servieren

Selleriecremesuppe mit Austernpilzen

für 4 Portionen:

- 330g Knollensellerie
- 800 ml Gemüsebrühe
- Salz
- Pfeffer
- 8 El Sahne
- 200g Austernpilze
- 4 El Pflanzenöl
- Schnittlauchröllchen zum Garnieren

Zubereitung:

- Knollensellerie waschen, schälen und in Stücke schneiden
- Gemüsebrühe aufkochen und den Knollensellerie darin etwa 10 Minuten garen
- Pürieren und mit Salz und Pfeffer würzen
- Die Sahne schlagen und unter die Suppe heben
- Austernpilze feucht abwischen, putzen und in Stücke schneiden
- Im heißen Pflanzenöl unter Rühren 5 Minuten braten
- Mit Salz und Pfeffer würzen
- Die Pilze in die Suppe geben und mit Schnittlauchröllchen garniert servieren

Impressum:

Elena Smith

Libanonstr. 85

70186 Stuttgart

Copyright: Elena Smith

22945513R00119

Printed in Poland
by Amazon Fulfillment
Poland Sp. z o.o., Wrocław